Heilen mit Energiemedizin

Wie Sie mit mehr Lebenskraft länger und gesünder leben

Dr. Dieter Gleich

&

Reiner Schmid

Alle Informationen in diesem Buch wurden nach bestem Wissen erstellt. Die Angaben erfolgen ohne Verpflichtung oder Garantie der Autoren und des Herausgebers. Sie übernehmen keine Verantwortung und Haftung für etwa vorhandene Unklarheiten und inhaltliche Unrichtigkeiten. Die Forschung ist auf diesem Gebiet noch im Fluss.

Die gegebenen Hinweise und Empfehlungen zur Selbsthilfe können bei schweren Erkrankungen den Arzt oder Heilpraktiker nicht ersetzen. Es empfiehlt sich deshalb immer, eine zusätzliche medizinische Diagnose vom Behandler einzuholen und sich von diesem therapeutisch begleiten zu lassen.

Das Anliegen der Autoren ist vor allem die Prävention. Ferner weisen die Autoren darauf hin, dass ärztliche Verordnungen nicht ohne Rücksprache mit dem Arzt abgesetzt oder reduziert werden dürfen. Eine Haftung der Autoren für Personen-, Sach- oder Vermögensschäden ist ausdrücklich ausgeschlossen.

Erste deutsche Auflage 2020
Verlag Via Nova
Alte Landstr. 12, 36100 Petersberg
E-Mail: info@verlag-vianova.de
Internet: www.verlag-vianova.de

Druck und Verarbeitung: Appel & Klinger, 96277 Schneckenlohe

Inhaltsangabe

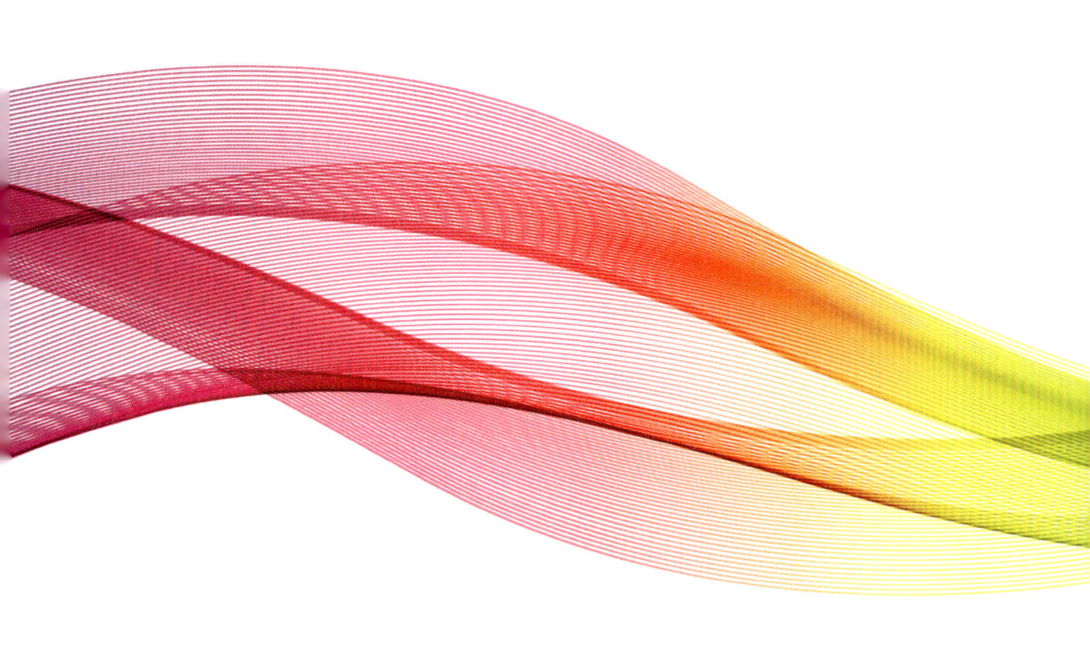

Einleitung

„Das 21. Jahrhundert wird das Jahrhundert der sogenannten energetischen Medizin werden, die nicht mehr mit grobstofflichen Medikamenten, sondern mit heilenden Informationen den Menschen kurieren wird."

Dr. Karin Völkel

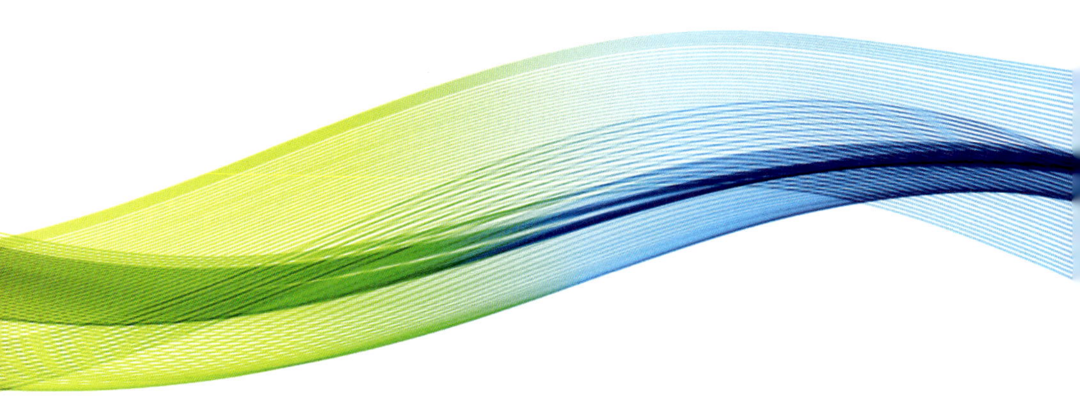

„Heilen mit Energie ...“
Für manche Menschen klingt das mysteriös, altertümlich, unglaubwürdig oder nach Scharlatanerie. Für andere Menschen klingt der Begriff Energiemedizin faszinierend, zukunftsträchtig und nach einer sinnvollen Ergänzung zur konventionellen Medizin.

Es ist offensichtlich, dass es einen engen Zusammenhang zwischen Energie und Gesundheit gibt. Jemand, der sich schwach und krank fühlt, spricht davon, dass seine Batterien leer sind oder dass er seinen Akku wieder aufladen muss. Andererseits können wir uns alle noch an alte Zeiten erinnern, wo wir „vor Energie gestrotzt“ haben. Wir sprechen auch von *Vitalität* im Zusammenhang mit Gesundheit. Dies wiederum ist verknüpft mit dem, was unsere Vorfahren *Vis Vitalis* – die Lebenskraft – genannt haben.

Das Wissen um Energie als Quelle der Gesundheit ist mehr als 7.000 Jahre alt. Bereits 500 vor Christus wurde in Indien die Kraft *Prana* als Lebensenergie beschrieben. Durch Meditation, Yoga und Atemübungen kann diese Energie unser Wohlbefinden spürbar verbessern. Das frühe Wissen wurde vor Jahrtausenden von den „sehenden“ Rishis an die Menschen weitergegeben und in den Veden aufgezeichnet.

Energiemedizin ist uns durch die Akupunktur recht vertraut. Auch diese Therapieform ist Jahrtausende alt. Sie ist die wichtigste Methode der chinesischen Medizin. Im Wesentlichen geht es hier darum, das Gleichgewicht im Energiesystem des Menschen wiederherzustellen. Akupunktur ist sicherlich die Disziplin der Energiemedizin, welche weltweit die größte Akzeptanz und Anerkennung hat.

Wer heilt, hat Recht!

An dem Phänomen Energiemedizin scheiden sich die Geister. Die Homöopathie ist hier ein gutes Beispiel. Es gibt unzählige Ärzte, Heilpraktiker und Patienten, die darauf schwören. Andere wiederum halten die Homöopathie für unwissenschaftlich und führen deren Wirkungen rein auf den Placeboeffekt zurück.

Das Wort ist abgeleitet von den griechischen Wörtern *homois* (= gleichartig, ähnlich) und *pathos* (= Leid); wörtlich also „ähnliches Leiden“. Als Begründer dieser Methode gilt der deutsche Arzt Samuel Hahnemann. Er hat seine Heilmethode im Jahr 1796 durch Veröffentlichungen bekannt gemacht.

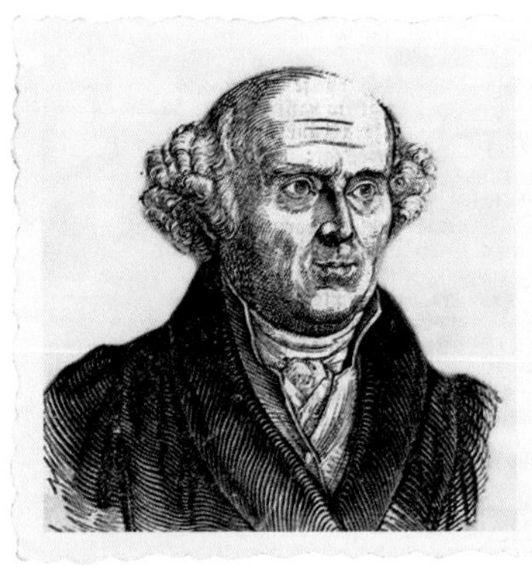

Samuel Hahnemann

Das grundlegende Prinzip ist der Leitsatz *„Ähnliches möge durch Ähnliches geheilt werden“* oder, wie der Lateiner sagt: *„similia similibus curentur“*. Was wie nach einem Zauberspruch von Harry Potter klingt, könnte tatsächlich eine Naturgesetzmäßigkeit sein. Genau genommen war Hahnemann auch nicht der Erste, der das Ähnlichkeitsprinzip für die Heilkunde formulierte.

Von Hippokrates von Kos (460 v. Chr. – 370 n. Chr.) ist folgender Satz überliefert: *„Die Krankheit entsteht durch Einflüsse, die den Heilmitteln ähnlich wirken, und der Krankheitszustand wird beseitigt durch Mittel, die ihm ähnliche Erscheinungen hervorrufen.“*

Für Liebesbeziehungen gibt es ja auch zwei Erfolgsrezepte, die sich diametral gegenüber stehen. Das eine besagt: „Gleich und Gleich gesellt sich gerne“, das andere: „Gegensätze ziehen sich an.“ Was ist nun richtig? Diese Frage können wir an dieser Stelle nicht klären. Auch nicht, ob die Homöopathie besser ist als die Allopathie, also das Heilen mit gegensätzlichen Mitteln. Die Allopathie hat in der Notfallmedizin absolut ihre Daseinsberechtigung. Bei chronischen Krankheiten ist es meist klüger, Naturheilverfahren vorzuziehen.

Interessant ist, wie Samuel Hahnemann auf das Ähnlichkeitsprinzip kam. Das war im Jahr 1790, Hahnemann war gerade 35 Jahre alt geworden. Nach einem Medizinstudium in Leipzig und Wien arbeitete er als Leibarzt eines Freiherrn und als niedergelassener Arzt in Dresden. Nebenbei übersetzte er medizinische Schriften aus dem Englischen, darunter ein zweibändiges Werk des schottischen Mediziners William Cullen.

Dieser schreibt in einem Abschnitt über Pflanzenwirkstoffe, dass Chinarinde deswegen eine lindernde Wirkung bei Malaria hat, weil sie magenstärkende Eigenschaften aufweist. Samuel Hahnemann bezweifelt das und beschließt einen Selbstversuch: *„Ich nahm des Versuchs halber etliche Tage zweimahl täglich jedesmahl vier Quentchen gute China ein“*, beschreibt er sein Vorgehen und notiert auch gewissenhaft seine Symptome: *„Die Füße, die Fingerspitzen u.s.w. wurden mir erst kalt, ich ward matt und schläfrig, dann fing mir das Herz an zu klopfen, mein Puls war hart und geschwind, eine unleidliche Ängstlichkeit, ein Zittern (aber ohne Schauder), eine Abgeschlagenheit durch alle Glieder; dann ein Klopfen im Kopfe, Röthe der Wangen, Durst, kurz alle mir sonst beim Wechselfieber gewöhnlichen Symptome erschienen nacheinander; doch ohne eigentlichen Fieberschauder.“*

Das, was Hahnemann hier beschreibt, wird in der Homöopathie als „Arzneimittelversuch“ bezeichnet. Was er als Gesunder nach der Einnahme von Chinarinde als Symptome bekam, war ähnlich der Symptomatik eines Malariakranken: Schläfrigkeit, Herzklopfen, kalte Glieder, Zittern und so weiter.

Nach sechs Jahren weiterer Experimente an sich und seinen Familienmitgliedern postulierte er dann 1796 das Ähnlichkeitsprinzip für die Heilkunde: *„Durch Beobachtung, Nachdenken und Erfahrung fand ich, daß im Gegentheile von der alten Allöopathie die wahre, richtige, beste Heilung zu finden sei in dem Satze: Wähle, um sanft, schnell, gewiß und dauerhaft zu heilen, in jedem Krankheitsfalle eine Arznei, welche ein ähnliches Leiden für sich erregen kann, als die heilen soll!“*

Damit ein Arzt das passende Mittel für einen Patienten finden kann, muss er eine homöopathische Anamnese machen. Jedes auch scheinbar noch so bedeutungslose Symptom wird erfragt. Das dauert bis zu zwei Stunden. Gleichzeitig hat ein guter homöopathischer Arzt hunderte von Arzneimittelbildern im Kopf und kann dann durch Wissen, Erfahrung und Kombinationsfähigkeit, eventuell auch durch Intuition das passende Mittel für den kranken Patienten finden. Das ist nicht für jeden gleich. Es gibt keine Standards. Wenn 30 Patienten mit Kopfschmerzen kommen, kann es sein, dass jeder ein anderes Mittel braucht. Das ist vielen Ärzten und Patienten suspekt. Warum jahrelang Arzneimittelbilder studieren, wenn es doch Kopfschmerztabletten gibt? Doch in der Homöopathie und generell in der Energiemedizin geht es um Heilung und nicht einfach um Symptombeseitigung.

Hahnemann wurde heftig kritisiert. Trotzdem hat sich seine Heilkunst schon zu seinen Lebzeiten rasend schnell verbreitet. In Frankreich, England, Belgien, Österreich, Spanien, Italien, Griechenland, den Niederlanden und der Schweiz praktizierten Zeitgenossen von Hahnemann die klassische Homöopathie. Hier half sicherlich sein Grundlagenwerk „Organon der Heilkunst“ für die rasche Verbreitung der Methode.

In den 1820er- und 1830er-Jahren wurde die Homöopathie zunehmend in den Vereinigten Staaten und in Südamerika bekannt. Nach 1830 trat Hahnemanns Heilkunde den Siegeszug in Indien an. Hundert Jahre später waren fast 18 Prozent der indischen Ärzte Homöopathen. Heute gibt es dort mehr als 200 Lehreinrichtungen, wo man als Arzt die Methode erlernen kann. Die englische Königsfamilie lässt sich übrigens seit dem 19. Jahrhundert homöopathisch behandeln. In Deutschland gibt es laut Wikipedia zurzeit etwa 60.000 Ärzte, die homöopathische und anthroposophische Heilmittel regelmäßig verordnen.

Der prominente deutsche Sportmediziner Hans-Wilhelm Müller-Wohlfahrt, langjähriger Mannschaftsarzt des FC Bayern München und der deutschen Fußballnationalmannschaft, erklärte in einem „Spiegel“-Interview, dass er seit Beginn seiner sportärztlichen Tätigkeit ausschließlich mit homöopathischen und biologischen Medikamenten behandle.

Obwohl die Homöopathie heute weltweit verbreitet ist, weht ihr ein heftiger Wind entgegen. In Deutschland und Frankreich gibt es Bestrebungen, die Methode abzuschaffen. In mehr oder weniger regelmäßigen Abständen wird in der Presse die Naturheilkunde und im Speziellen die Homöopathie diskreditiert. Ein homöopathisches, spagyrisches oder pflanzliches Heilmittel kostet in der Regel einen Bruchteil von dem, was ein allopathisches Medikament aus der pharmazeutischen Industrie kostet. Könnte das der Grund sein? Möchte man die Krankheitsindustrie am Laufen halten, um das Bruttosozialprodukt zu steigern?

Heilen mit „nichts"

Ein Kritikpunkt an der Methode ist die „Nicht-Stofflichkeit". Dazu müssen wir uns die Herstellung homöopathischer Arzneimittel etwas genauer anschauen. Die Grundsubstanzen, zumeist Pflanzen, werden einer Potenzierung unterzogen. Praktisch bedeutet dies, sie werden im Verhältnis 1:10 oder gar 1: 100 mit Wasser oder Alkohol verschüttelt oder mit Milchzucker verrieben, und das in mehreren Stufen. Das heißt, von der nächsten Potenz wird wiederum ein Teil genommen und mit zehn Teilen Wasser (= D-Potenz für dezimal) verschüttelt.

Hahnemann postulierte, dass durch diese Potenzierung oder Dynamisierung die *„im inneren Wesen der Arzneien verborgene, geistartige Kraft"* wirksam werde. Das können oder wollen viele Mediziner nicht nachvollziehen. Hinzu kommt die Tatsache, dass ab einer Potenzierung von D24 (= 24 x eine Verdünnung von 1:10 = $1{:}10^{24}$) kein Restmolekül der ursprünglichen Ausgangssubstanz enthalten ist. Man heilt also mit „nichts". Ein Homöopath würde hier widersprechen und sagen: *„Doch, wir heilen mit einer Information. Die ist noch vorhanden, auch wenn man tausendmal potenziert."*

Kann man mit Information heilen?

Energiemedizin wird zuweilen auch als Informationsmedizin bezeichnet. Heilen mit Energie oder Information, das klingt für die meisten Zeitgenossen nach Humbug oder Esoterik. Ja klar, unser

Gehirn verarbeitet rund um die Uhr Informationen. Doch nicht nur unser Gehirn – der gesamte Organismus wird permanent durch Informationen gesteuert. Der Italiener Prof. Dr. Carlo Rubbia erhielt 1984 den Nobelpreis für den experimentiellen Nachweis, dass die Struktur der Materie durch übergeordnete energetische Wechselwirkungs-Quanten gesteuert wird.

Carlo Rubbia schreibt: *„Wir betrachten gewöhnlich nur die Materie, weil wir sie sehen und anfassen können. Viel wichtiger sind jedoch die Wechselwirkungs-Quanten (Energie), welche die Materie zusammenhalten und deren Struktur bestimmen."* Materie, also auch unser Körper, ist nicht das, was wir denken. Im Kapitel: „Was ist Materie?" gehen wir noch ausführlicher auf die Thematik ein.

Stand der Wissenschaft im Jahr 2019 ist: In unserem Körper spielen Energie und Information eine überragende Rolle. Es gibt daher keinen Grund, die Wirksamkeit der Energiemedizin generell in Frage zu stellen. Man erhält sicherlich Methoden und Geräte, die sehr gut, gut, weniger gut oder gar ungeeignet sind, um den Gesundheitszustand zu verbessern. Hier ist es wichtig, die Spreu vom Weizen zu trennen.

Was ist Energiemedizin?

Energie- bzw. Informationsmedizin umfasst alle Methoden und Verfahren, bei denen Energie in Form von Wellen, Feldern oder Frequenzen zum Einsatz kommt. Das kann diagnostischen, therapeutischen oder präventiven Zwecken dienen. Im Wesentlichen spielen hier elektrische, magnetische oder elektromagnetische Felder eine Rolle. Auch die Schulmedizin arbeitet zum Teil im Bereich der Energiemedizin. Röntgenstrahlen, Computertomographie, EKG, EEG, Kernspintomographie, Mammographie, Ultraschall und Laserlicht basieren letztlich auf rein energetischen Verfahren. Manchmal dauert die Anerkennung von Energiemedizin etwas länger. Die Entwickler der Kernspintomographie wurden anfangs von der etablierten Wissenschaft verlacht. Mahatma Gandhi wird folgendes Zitat zugewiesen: *„Zuerst ignorieren sie dich, dann lachen sie über dich, dann bekämpfen Sie dich, und dann gewinnst du."*

Energiemedizin ist ein Sammelbegriff für viele unterschiedliche Methoden. Es macht daher Sinn, diese in vier Bereiche aufzuteilen:

Körpertechniken

- Yoga, Qi Gong, Tai Chi Chuan, Jin Shin Jyutsu, Fünf Tibeter, Reiki, Shiatsu, Therapeutic Touch, Rolfing, Osteopathie, Craniosacrale Therapie, Acces Bars, Kinesiologie, Brain Gym, MFT (Mentalfeldtechnik oder Klopfakupunktur), u.a.

Mentaltechniken

- Visualisierung, Affirmationen, positives Denken, die Arbeit mit Glaubenssätzen, Simonton-Methode, Meditation, etc.

Energetische Heilmittel

- Homöopathie, Spagyrik, Blütenessenzen, Schüssler-Salze, Edelsteinessenzen, Edelsteintherapie, Aromatherapie, Aura Soma, Psychosomatische Energetik, Spenglersan-Therapie, Heilen mit Symbolen, Neue Homöopathie nach Körbler, etc.

Technische Geräte

- Magnetfeldtherapie, Galvanische Feinstromgeräte, TENS-Geräte (transkutane elektromagnetische Nervenstimulation), Zapper, PowerTube, radionische Geräte, Orgonstrahler, Klangtherapie, Farbtherapie, Bioresonanz, elektrische Muskelstimulation, Laser, Lichttherapie, Tachionprodukte, Teslaplatten, Elektroakupunktur etc.

Es würde den Rahmen des Buches sprengen, wenn wir alle Methoden ausführlich beschreiben wollten. Vielmehr geht es uns darum, grundsätzliche Fragen zu klären:
Wieso wirkt Energiemedizin?
Was ist Materie?
Wie hat sich das Weltbild der Wissenschaft in den vergangenen 120 Jahren verändert?

Wegen der nahezu unübersehbaren Methodenvielfalt muss das vorliegende Kompendium Schwerpunkte setzen. Im Vordergrund stehen daher Effekte, die sich – zumindest auf den ersten Blick – mit den Gesetzen des Elektromagnetismus erklären lassen. Damit aber Sie, lieber Leser, verstehen können, worin die Bedeutung von Energiemedizin und insbesondere von elektromagnetischen Behandlungen liegt, können wir Ihnen beim besten Willen einige naturwissenschaftliche Begriffe und Themen nicht ersparen.

Im Kapitel „Meilensteine der Energiemedizin" gehen wir dann auf einige Erfinder und Methoden ausführlich ein, denn die geschichtliche Entwicklung der Energiemedizin ist überaus spannend. In diesem Kapitel ist auch Raum, um einige Verfahren, wie Magnetismus, Orgonenergie, Frequenztherapie, galvanische Feinstromgeräte und weiteres mehr, etwas ausführlicher zu beschreiben.

Ein umfangreiches Kapitel haben wir der sogenannten PowerTube gewidmet. Dieses Gerät aus der Schweiz, erfunden von dem Elektroingenieur Martin Frischknecht, hat eine recht große Verbreitung. Weltweit sind in den Praxen und Privathaushalten laut Angaben des Herstellers über 200.000 Geräte vorhanden. Wir Autoren sind jeweils seit über zehn Jahren Anwender der PowerTube. Die Investition haben wir bis heute keinen Augenblick bereut.

Leider wissen viel zu wenig Menschen über die Leistungsfähigkeit der PowerTube Bescheid, was mehr oder weniger auf alle Bereiche der Energiemedizin zutrifft. Der „Zauberstab", wie er hin und wieder von Anwendern genannt wird, ist sehr einfach zu bedienen. Das Gerät ist handlich und die Resultate sind oft phänomenal, wie Sie anhand der Anwenderberichte ab Seite 122 lesen können. Die PowerTube ist ein zertifiziertes Medizinprodukt, was unter anderem voraussetzt, dass es Studien dazu gibt.

Zum Abschluss der (notgedrungen langen) Einleitung noch einige Worte zur Anerkennung der Energiemedizin innerhalb der medizinischen Fachwelt.

Im November 1977 fand in Paris der *First World Energy Medicine Congress* statt. Dort wurde das Konzept der Informationsmedizin das erste Mal anlässlich einer wissenschaftlichen Tagung dargelegt. Seit 1989 gibt es auch eine Internationale Fachgesellschaft für Energiemedizin *(International Society for the Study of Subtle Energies and Energy Medicine).* In ihr sind mehrere tausend Ärzte, Psychologen und Wissenschaftler zusammengeschlossen. Sie veranstalten jährlich eine Konferenz und geben eine eigene Fachzeitschrift heraus.

Seit 1999 gibt es die Deutsche Gesellschaft für Energie- und Informationsmedizin (DGEIM) in Stuttgart. Diese ist ein fachübergreifender Zusammenschluss einerseits von Wissenschaftlern (vor allem Ärzte und Physiker), andererseits von Therapeuten und Anwendern der Energiemedizin.

Wer sich mehr von der wissenschaftlichen Seite in das Thema vertiefen möchte, dem sei das Buch „Energiemedizin“ von James L. Oschman empfohlen (Urban & Fischer Verlag).

Während heutzutage in den USA die Energiemedizin zumindest offiziell als eines der Hauptgebiete der Komplementär- und Alternativmedizin anerkannt ist, werden in Europa und insbesondere in Deutschland die meisten energiemedizinischen Verfahren nach wie vor mit dem Prädikat *unwissenschaftlich* oder *pseudowissenschaftlich* abgestempelt. Dieses Urteil entspringt einem falschen Verständnis von Wissenschaft, denn diese ist alles andere als ein denkmalgeschütztes Bauwerk, das keinerlei Schaden erleiden darf. Idealerweise sollte ein Wissenschaftler neue Theorien unbefangen überprüfen und dafür gegebenenfalls neue Methoden anwenden. Wenn ein scheinbar fest gefügtes Weltbild zusammenbricht, ist dies zwar unbequem, aber für den Erkenntnisfortschritt notwendig. Wahre Wissenschaft kennt keinen Dogmatismus!

Wir hoffen, dass dieses Buch einen Beitrag zum besseren Verständnis der Energiemedizin leisten kann. Sehr wichtig ist uns die Balance zwischen wissenschaftlicher Genauigkeit und allgemeiner Verständlichkeit.

„Energie ist Ihre wichtigste Voraussetzung für Gesundheit. Alle Erkrankungen sind auf Energieprobleme zurückzuführen oder gehen mit Energiedefiziten einher.
So ist jede Krankheit über die Harmonisierung Ihres Energiesystems positiv zu beeinflussen, wenn nicht sogar zu heilen.
Die Stärkung des Energiesystems ist zugleich die beste Vorbeugung, um gar nicht erst krank zu werden.
Die Gesundheitsvorsorge wird angesichts der Lage unseres Gesundheitssystems immer unverzichtbarer."

Prof. Dr. Edinger

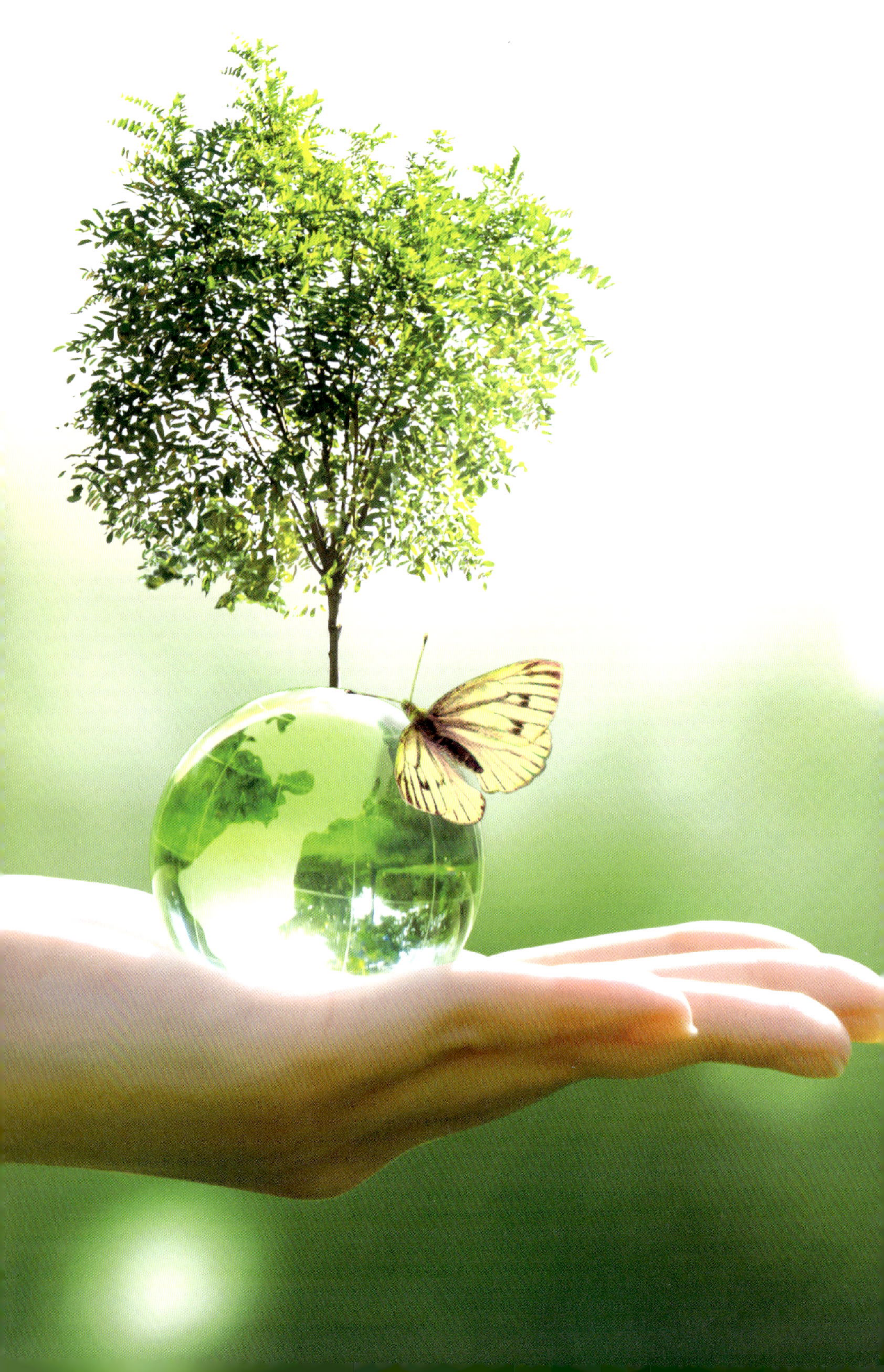

Der Zusammenhang zwischen Lebensenergie und Gesundheit

Jede Hochkultur hat einen Begriff für die universelle Lebenskraft. Die Inder nennen sie Prana, die Chinesen Qi, die Polynesier Mana, die Griechen sprachen von Pneuma und die Römer von Vis Vitalis. Seit vielen tausend Jahren kennt man den Zusammenhang von Lebensenergie und Gesundheit.

Sicherlich haben Sie schon Dokumentationen aus Asien gesehen, wo Menschen vor der Arbeit im Park oder auf dem Hof einer Fabrik Qi Gong-Übungen praktizieren. Dort sind Energieübungen ein wichtiger Teil der Prävention. In Kliniken wird Qi Gong bewusst therapeutisch eingesetzt. Auch in der Akupunktur geht es darum, die Lebensenergie wieder zum Fließen zu bringen, ebenso im Tai Chi oder im Yoga. Selbst hierzulande praktizieren immer mehr Menschen täglich Energieübungen. So wird aus dem theoretischen Begriff der Lebensenergie eine spürbare Erfahrung.

Das Wissen um die universelle Lebenskraft ist nicht nur in Indien und Asien weit verbreitet. Auch in unserem Kulturkreis wussten Philosophen, Theologen und Ärzte um diese unsichtbare, aber spürbare Kraft.

In der Energiemedizin geht es unter anderem darum, die Selbstheilungskräfte zu aktivieren. Schon Paracelsus sprach vom „Inneren Arzt" und von „Arkanum" – dem Lebensfunken, der in der gesamten Schöpfung enthalten ist.

Lebensenergie in antiken Hochkulturen

Schon vor etlichen tausend Jahren hatten archaische Völker in Neuseeland und andere Südseevölker einen eigenen Begriff für die universelle Lebenskraft: Mana. In seiner elementaren Bedeutung steht der Begriff Mana für Macht oder auch große spirituelle Energie. In der polynesischen Kultur und Religion waren jene Menschen, die sich durch Mut, Kraft, Selbstvertrauen und große Fähigkeiten auszeichneten, durchströmt von Mana. Traditionell hatten sie eine hohe gesellschaftliche Stellung – als Stammesführer, Priester oder Heiler.

Das Qi in der traditionellen chinesischen Medizin (TCM)

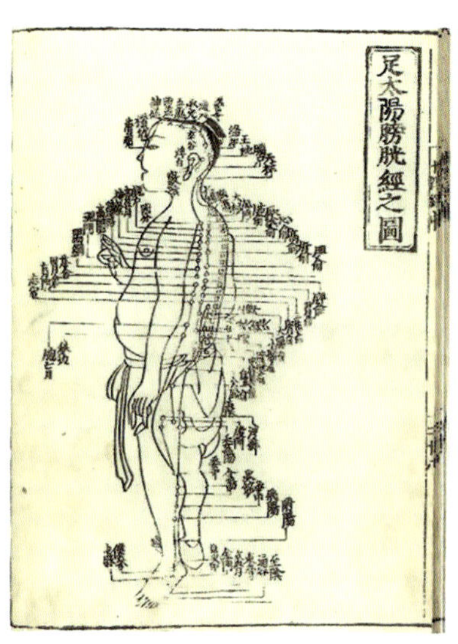

In der ältesten Schriftensammlung chinesischer Medizin „Innere Klassiker des gelben Kaisers", die wahrscheinlich im 2. Jahrhundert v. Chr. entstand, wird mehrfach der Begriff Qi erwähnt. Qi oder auch Chí (sprich: „tschi") wird häufig mit Lebensenergie gleichgesetzt. Tatsächlich hat der Begriff jedoch viele Bedeutungen. Qi steht u.a. für: Energie, Atem, Fluidum, Äther, Lebens- und Vitalkraft. Wollte man einen deutschen Begriff für Qi finden, dann würde es am ehesten „Mumm in den Knochen" treffen.

In der Traditionellen Chinesischen Medizin (TCM) unterscheidet man verschiedene Arten von Qi: das Qi der Organe, Qi der Leitbahnen / Meridiane, das Nahrungs-Qi , das Atmungs-Qi und weitere mehr.

Selbst eine Landschaft oder ein Haus hat nach der chinesischen Lehre ein Energiefeld. Hierzulande kennt man den Begriff Feng

Shui. Ziel dieser Methode ist es, die Energie von Wohnräumen zu harmonisieren, um die Lebensqualität und die Gesundheit der Hausbewohner zu fördern.

Sicher kennen Sie auch den Begriff Qi Gong. Wörtlich bedeutet das: „Arbeiten mit dem Qi“. Qi Gong ist bei uns nicht ganz so populär wie Yoga, doch bieten mittlerweile selbst viele Volkshochschulen Qi Gong-Kurse an. Sogar in der begleitenden Krebstherapie wird Qi Gong in manchen Kliniken angeboten. Qi Gong ist eine bewährte Methode, um die Lebensenergie in den Fluss zu bringen und damit die Gesundheit zu verbessern.

Akupunktur bringt Energie zum Fließen

Das Qi, die in unserem Körper innenwohnende Lebenskraft, fließt in Energieleitbahnen, auch als Meridiane bekannt. Laut der TCM ist der Mensch gesund, wenn die Energie harmonisch fließt. Organe werden über die Meridiane mit Energie versorgt. Dabei kann es vorkommen, dass manche Organe zu viel, andere zu wenig Energie erhalten. Wird der Qi-Fluss in den Energieleitbahnen durch Kälte, falsche Ernährung oder Emotionen wie Angst, Wut, Trauer etc. gestört, dann können Schmerzen, Symptome und Krankheiten entstehen. Mit Hilfe von Nadeln, die gezielt in eine Reihe der über 400 bekannten Akupunkturpunkte gestochen werden, kann die Energie wieder harmonisch fließen. Energieblockaden werden so beseitigt, Symptome gelindert, und die Regulation wird gefördert.

Das Wort Akupunktur hat seinen Ursprung im Lateinischen und kommt von *acus* (Nadel) und *punctio* (Stechen). Die Behandlung findet meist im Liegen statt. Die sterilen Einmal-Nadeln sind speziell geschliffen und verbleiben rund 20 – 30 Minuten im Körper. Wie in jedem Beruf gibt es unter den Akupunkteuren Anfänger, Fortgeschrittene und Meister ihres Faches. Man findet auch verwandte Formen, wie die Laserakupunktur, die Akupressur oder das Heilströmen, welches auch von Laien mit einfachen Grundkenntnissen praktiziert werden kann. Es geht, wie bereits erwähnt, immer darum, Energie auszugleichen.

Bei der Akupunktur kommt ein Teil der heilenden Wirkung auch dadurch zustande, dass der stimulierende Reiz der Nadeln im Gehirn eine vermehrte Ausschüttung schmerzlindernder und stimmungsaufhellender Substanzen auslöst. Dazu gehören körpereigene Morphine wie das Endorphin oder „Glückshormone" wie das Serotonin.

Große wissenschaftliche Studien belegen, dass die Akupunktur bei einer Reihe weit verbreiteter Leiden den herkömmlichen medizinischen Therapien ebenbürtig oder sogar klar überlegen ist. Dazu gehören: Migräne, Heuschnupfen, allergisches Asthma, Menstruationsbeschwerden und chronische Schmerzen, vor allem im Bereich der Wirbelsäule.

So wirkt Akupunktur:

- reguliert die Energie
- reguliert den Muskeltonus
- Immunmodulierend
- Schmerzlindernd
- Durchblutungsfördernd
- Regulierend auf das vegetative Nervensystem
- Psychisch ausgleichend
- Verdauungsfördernd

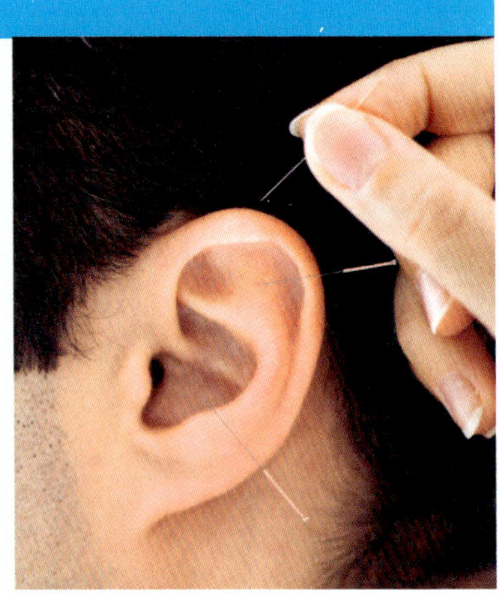

In Deutschland wurden zwei große Studien mit mehr als 25.000 Patienten durchgeführt. Sie zeigten, dass Akupunktur bei chronischen Kopf-, Rücken- und Gelenkschmerzen in drei von vier Fällen zu einer deutlichen und lang anhaltenden Schmerzlinderung führt.

Akupunktur ist ein Musterbeweis, dass Energiemedizin wirkt. Die Methode wird seit über 3.000 Jahren angewandt und zeigt noch heute in unzähligen Fällen eine verblüffende Wirkung, einfach dadurch, dass Energie zum Fließen gebracht wird.

Das indische Prana

Das Konzept der Lebensenergie spielt auch in der ayurvedischen Medizin und im Yoga eine zentrale Rolle. Dort werden der „Weltenatem“, der Lebensatem und die Lebenskraft als Prana bezeichnet.

Diese universelle Lebenskraft durchströmt den Körper, hält ihn gesund, leistungsfähig und lebendig. Die Parallelen zum Wissen der alten chinesischen Tradition sind offensichtlich:

- Man beschreibt nicht „das Prana“, sondern zehn verschiedene Arten.
- Die Energie fließt nicht wahllos, sondern in oder entlang von 72.000 Kanälen (Nadis), um sämtliche Organe mit Lebenskraft zu versorgen.
- Im Yoga werden durch gezielte Übungen Energieblockaden beseitigt – ähnlich wie beim Qi Gong.
- Im Ayurveda wird die Ernährung gezielt auf die Konstitution abgestimmt. Auch Gewürze und Heilkräuter helfen beim Energieausgleich der Organe. Man ist sich auch bewusst, dass Gifte zu Energieblockaden führen. Daher spielen Entgiftungskuren in der ayurvedischen Medizin eine wichtige Rolle.
- Statt Nadeln werden im Ayurveda vorwiegend Massagetechniken angewandt, um Körperenergien auszugleichen.
- Im Ayurveda werden 108 Energiepunkte, die sogenannten Marmas, erwähnt. Durch Stimulierung dieser Marmas kann körperliche Gesundheit erhalten oder wieder hergestellt werden. Hier ist die Analogie zur chinesischen Akupunktur offensichtlich.

Die sieben Hauptenergiezentren (Chakren)

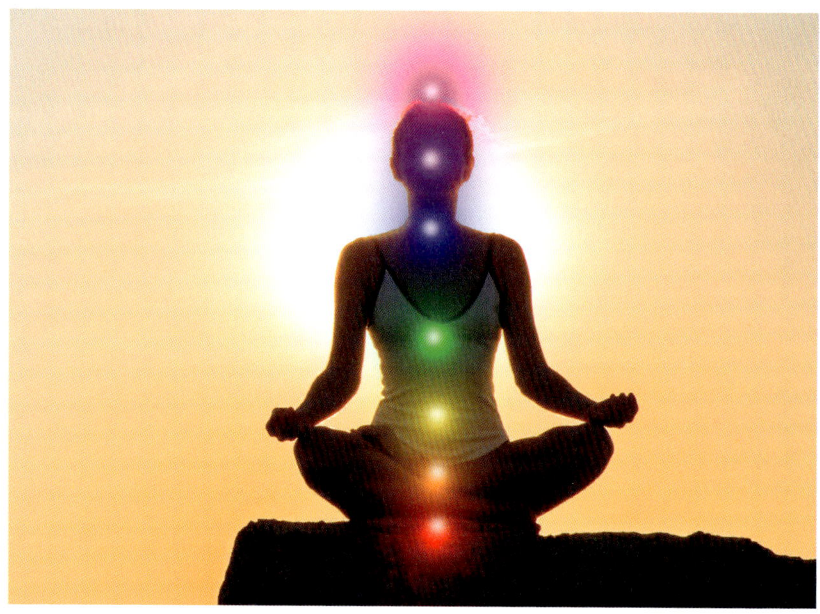

Die Chakren stehen in enger Verbindung mit den Organen, Drüsen, Nervenzentren und den bereits erwähnten Energiekanälen (Nadis). Es gibt auch enge Wechselwirkungen zwischen den Chakren, unseren Emotionen, der Psyche und dem Charakter eines Menschen. Verschiedene Yogaübungen bieten Möglichkeiten, die Chakren zu harmonisieren und Blockaden im Energiefluss aufzulösen. Das können auch Atemübungen, Pranayama genannt, sein.

Der Sinn von Yoga ist die Heilung von Körper, Seele und Geist, um so zu einer Ganzheit zurückzufinden und in der spirituellen Entwicklung voranzuschreiten.

„Sind alle sieben Hauptchakren einschließlich des Kronenchakras vollständig geöffnet und kann die Lebensenergie (Prana) ohne Blockaden und Störungen fließen, dann hat das Individuum nach hinduistischer sowie nach buddhistischer Lehre Erleuchtung erlangt", kann man auf Wikipedia nachlesen.

Interessant ist, dass im Alten Indien, in der chinesischen, in der tibetischen und auch in unserer christlichen Tradition Heilige meist mit einem Heiligenschein (entwickeltes Kronenchakra) auf Bildern dargestellt werden. Laut Überlieferungen konnten viele Maler die Aura sehen.

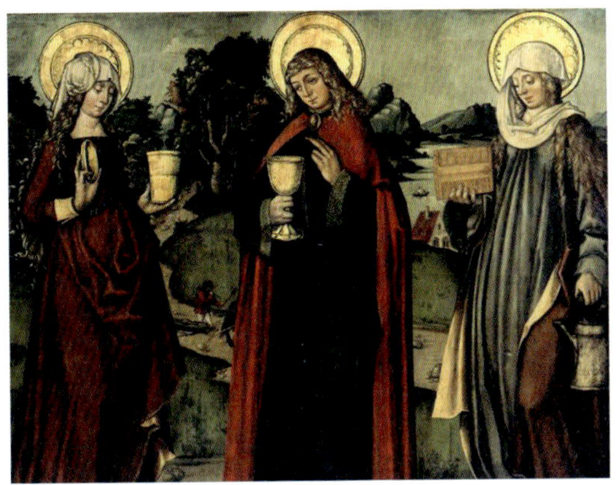

Züricher Veilchenmeister Altarflügel – Heilige

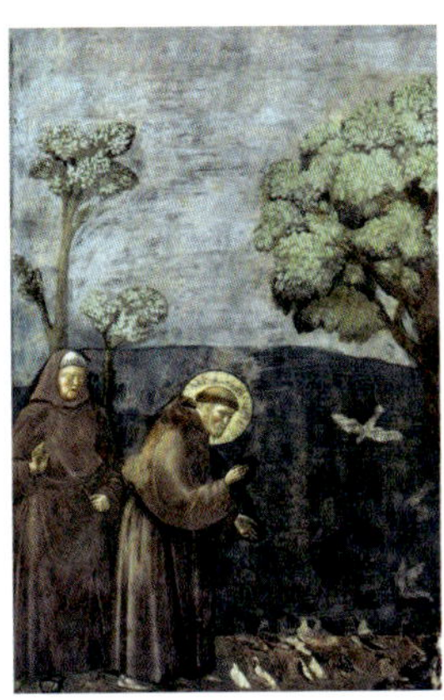

Franz von Asissi

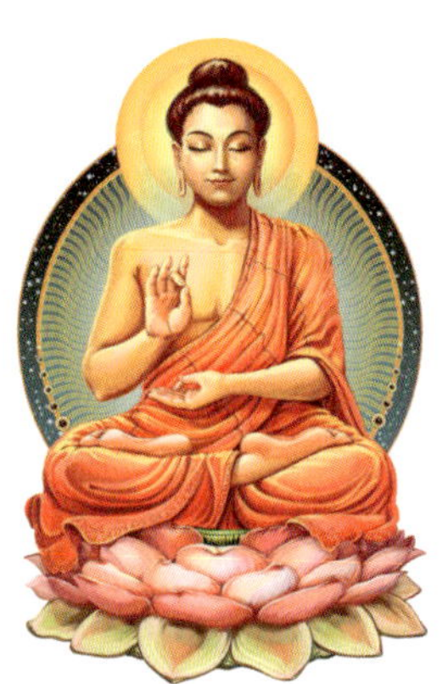

Buddha

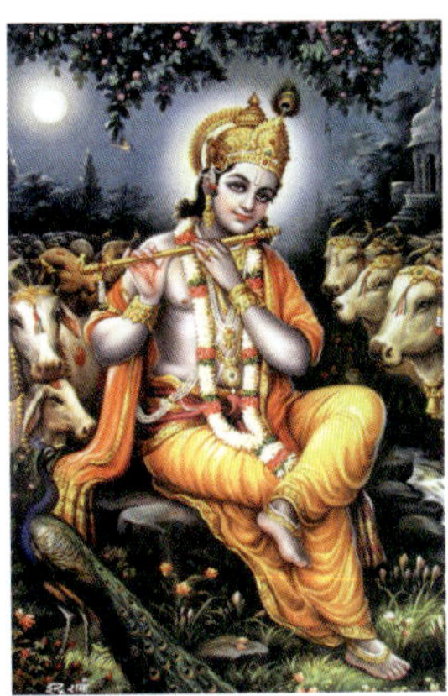

Krishna

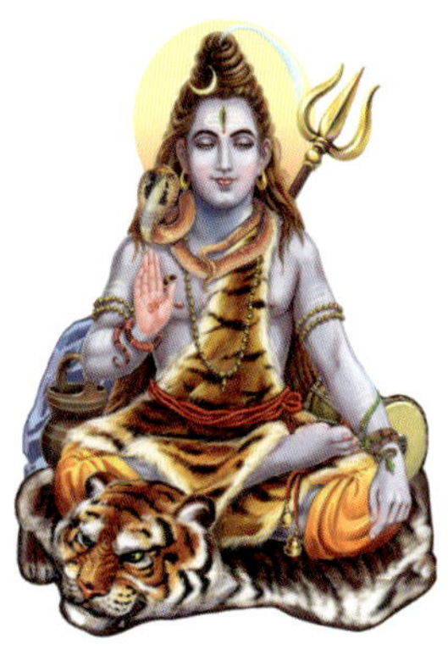

Shiva

Gerade in der indischen Philosophie wird sehr deutlich, wie der freie Fluss der Lebensenergie eng mit unserer körperlichen und seelischen Gesundheit verwoben ist. Und die beste Nachricht dabei: Wir haben es selbst in der Hand, diese Energie zum Fließen zu bringen!

Pneuma, Äther und Spiritus in der Antike

Von der Antike bis in die Neuzeit spielte in der abendländischen Kultur die Vorstellung einer „Weltenseele" eine große Rolle. Die Griechen sprachen von „Pneuma" und meinten damit eine Energie, die den ganzen Kosmos (wörtlich: Ordnung) durchdringt und belebt. Nach Pythagoras (ca. 570 – 490 v. Chr.) gibt es eine universelle Seele, von der die menschliche, individuelle Seele ein Fragment ist. Der Mensch in den antiken Hochkulturen war bestrebt, seine individuelle Seele mit ihrem Ursprung in der kosmischen Seele wieder zu vereinigen.

Das Wort Pneuma ist abgeleitet vom griechischen *pneo* = ich atme. Die Parallele zum indischen Prana ist hier offensichtlich. Der ionische Priesterarzt Diogenes von Apollonia schrieb dem Pneuma wichtige Funktionen in der menschlichen Physiologie zu. In der Folge wurde Pneuma ein wichtiger Begriff in der griechischen Medizin, vor allem in der Hippokratischen Schule der Insel Kos. Platon und Aristoteles übernahmen später die Lehre von der Lebensenergie Pneuma.

Auch für den letzten großen Arzt der Antike, Galenos von Pergamon (129 – 199 n. Chr.), war die Pneumalehre von großer Bedeutung. Sein Wissen prägte das medizinische Denken des Abendlandes bis ins 17. Jahrhundert. Unter Galenos, der römische Kaiser und reiche Patrizier behandelte, wurde aus dem griechischen *Pneuma* der lateinische Begriff *Spiritus*. Galenos nahm an, dass die mit *Pneuma/Spiritus* erfüllte Luft über die Lunge in die linke Herzkammer gelange, von dort über das Blut zur Leber, zum Gehirn und zum Rückenmark, um sich dann über feinste Kanäle im ganzen Körper zu verteilen.

In der Antike kannte man noch einen weiteren Begriff für die alles durchdringende Weltenseele: Äther. Dieser ist abgeleitet vom griechischen Verb *aithein* = anzünden, brennen. Aristoteles sah im Äther das fünfte Element, und er verwendete dafür den Ausdruck *Quinta essentia*.

Das führt uns in die Zeit der frühen Renaissance und zum größten Arzt der damaligen Zeit: Paracelsus.

Paracelsus und der „Innere Arzt“

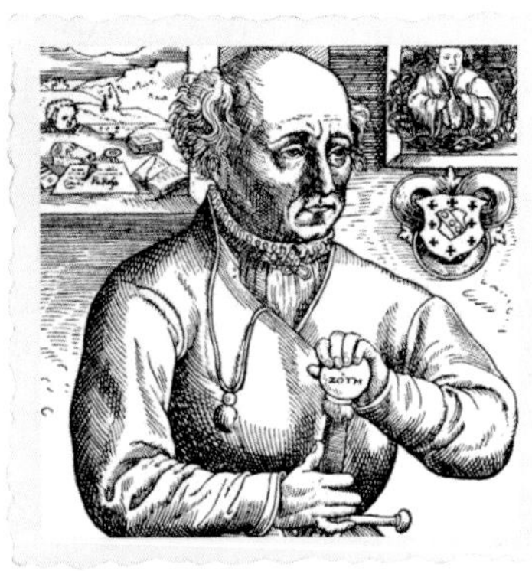

Paracelsus

Theophrastus Bombastus von Hohenheim (1493 – 1541), bekannt als Paracelsus, war sicherlich der bedeutendste Arzt seiner Zeit. Wobei die Berufsbezeichnung ihm nicht gerecht wird, denn er war auch Naturphilosoph, Mystiker, Medizinkritiker, Querdenker, Alchemist und zugleich erster Chemiker der Neuzeit. Paracelsus wurde 1493 in Einsiedeln in der Schweiz geboren. Sein Vater unterrichtete ihn in Mineralogie, Botanik, Philosophie und Astrologie. Später studierte Paracelsus bei bekannten Geistlichen und an italienischen Universitäten. Er kritisierte, dass die Ärzte und Apotheker seiner Zeit ihr Wissen bloß vom Hörensagen und aus Büchern schöpften. Paracelsus zog viele Jahre als Wanderarzt durch Europa. Neben den Ärzten, die er auf seinen Reisen kennenlernte, waren seine wichtigsten Lehrmeister die Erfahrung *experientia* und die eigene Arbeit *labor*.

Manche von seinen Erkenntnissen sind von zeitloser Gültigkeit, wie einer seiner bekanntesten Aussprüche: *„Alle Dinge sind Gift, und nichts ist ohne Gift; allein die Dosis macht's, dass ein Ding kein Gift sei.“*

In diesem Buch über Energiemedizin ist Paracelsus in mehrfacher Hinsicht interessant:

- Er heilte auch mit nicht-stofflichen Mitteln, u.a. Magnetsteinen.
- Er betonte in seinen Werken immer wieder der Mensch habe zwei Körper, einen physischen und einen spirituellen. Die bezeichnete er als „den sichtigen und den unsichtigen Leib“, *corpus materiale* und *corpus spirituale*.
- Paracelsus schrieb auch immer wieder darüber, dass wir über einen „Inneren Arzt“ verfügen.

Dazu sagen wir heute Selbstheilungskräfte. Theophrastus Bombastus von Hohenheim sprach außerdem vom *Archäus*. Diesen beschreibt er als ein immaterielles Prinzip, von ätherischer Natur, überall anwesend, unsichtbar. Der Archäus gestaltet und reguliert. Im menschlichen Körper sei der Archäus ein Feld, dass ihn „wie eine leuchtende Sphäre" umgebe. Wir würden heute dazu Energiefeld oder Aura sagen. Nach Paracelsus ist der Archäus „der edelste Teil des physischen Menschen". Er reguliere Wachstum, Aufbau und Auflösung des physischen Körpers und sei für Gesundheit und Krankheit verantwortlich. In der Anthroposophie wird dieser unsichtbare Körper heute als Ätherleib bezeichnet.

Paracelsus kritisierte die Ärzte seiner Zeit heftig dafür, dass sie bei ihrer Tätigkeit nur den physischen Körper beobachteten. *„Gewöhnliche Ärzte wissen im besten Falle etwas über den äußern Körper, nichts über den inneren Menschen, und weniger als nichts über Gott"*, schrieb der streitbare Arzt vor 500 Jahren, und offensichtlich hat sich da wenig geändert.

Auch folgender Ausspruch von Paracelsus ist bekannt: *„Der höchste Grund der Arznei ist die Liebe."* Und noch ein wichtiges Grundprinzip hat Theophrastus Bombastus erkannt:

„Ohne Bereitschaft des Kranken zur Heilung ist kein Erfolg zu erwarten."

Paracelsus hat viel mit Heilkräutern gearbeitet. Auf seinen Reisen durch Europa lernte er die Kunst der Alchemie kennen, die ihren Ursprung im arabischen Raum hat. Paracelsus war sich bewusst, dass Pflanzen nicht nur Heilkräfte, sondern auch schädliche Anteile haben. In der Alchemie geht es darum, die unedlen von den edlen Teilen zu trennen. Übrig bleibt die Quintessenz. Man könnte auch sagen: Das, was übrig bleibt, wenn das Unwesentliche wegfällt. In der Alchemie wird diese spezielle Aufbereitung der Pflanzen auch Spagyrik (*sapo* = griech. trennen, *ageiro* = zusammenführen) genannt. Vereinfacht gesagt heilt man hier mit der „Seele der Pflanzen", die Paracelsus als „Arcanum" bezeichnete.

Dass er als eine Art Vordenker mit Energiemedizin arbeitete, wird durch folgende überlieferte Geschichte deutlich:

Paracelsus war Stadtarzt von Basel und Dozent an der dortigen Universität. Er behandelte viele arme Menschen umsonst und kam vor Gericht, als er von einem reichen Domherrn 100 Gulden für eine Heilung verlangte. Der hohe geistliche Würdenträger hatte ihm, als er krank war, diese Summe zwar versprochen, weigerte sich jedoch, nach seiner Heilung zu zahlen.

Auf die Frage der Richter, womit eine solch hohe Forderung gerechtfertigt wäre, antwortete Paracelsus knapp: „Der Domherr ist gesund geworden." Ihm wurde entgegnet, es hätte ihn keine große Mühe gekostet. Er hätte weder einen Aderlass gemacht noch eine Operation vorgenommen und auch kein teures Medikament anfertigen müssen. Auf die Frage, womit er den Domherrn geheilt habe, gab Paracelsus folgende Auskunft: „Nichts Besonderes, ein harmloser Kräutersaft."

Einer der Richter entgegnete: „Mit anderen Worten: Ihr wollt nicht nur ein kleines Vermögen für nichts und wieder nichts. Ihr habt den Domherrn auch noch betrogen!" Die Antwort, die Paracelsus darauf gab, zeigt, dass er schon damals die Ausweglosigkeit der Schulmedizin erkannte: „Wenn ich mit nichts heilen kann, bin ich dann nicht tüchtiger als einer, der schneiden muss und starke Gifte benötigt? Jede Arznei ist ein Gift. Während es eine Sache gut macht, verdirbt es eine andere. Seht, das ist der eigentliche Betrug der Medizin."

Die Richter waren reichlich verwirrt und wollten wissen, was dieses „nichts Besonderes" sei und ob es sich vielleicht um Zauberei oder Magie handle.

Der geniale Arzt erklärte: „Warum ist das nur so schwer begreiflich zu machen? Seht, ich will doch nur sagen: Es gibt kein Heilmittel. Kein einziges. Es gibt nur Heilkräfte. Nicht die Pflanze wirkt, nicht das Pulver, nicht die Hitze und nicht die Kälte. Es ist der Lebensfunke, der in allem steckt. Das Arkanum. Die Seele. Lasst mich ein Beispiel anführen: Wenn ich einen Wald anzünden will, dann brauche ich dazu kein riesengroßes Feuer. Es genügt ein winziger Funke. Er wächst von selbst zur Flamme. Und genauso ist es mit der Gesundheit. Ein winziger Funke genügt. Immer und bei jeder Krankheit heilt der Körper sich selbst. Wenn er zur Selbstheilung zu schwach ist, dann brauche ich nur den winzigen Funken, damit das Feuer der Gesundheit wieder auflodert."

Die Richter sahen einander verwirrt an und wollten wissen, wo man seiner Meinung nach diesen Funken finde. Paracelsus gab folgende Auskunft: „Er ist da und dort, überall. Er lebt in den Pflanzen, in den Steinen, in meinen Händen – ja sogar in meinen Gedanken. Alles in der weiten Schöpfung ist erfüllt von diesem Funken. Alles hat seine Seele."

Dies war den Baseler Ratsherren zu hoch. Einige sprangen erregt auf: „Wollt Ihr damit sagen, dass ein toter Stein eine Seele besitzt?" Paracelsus bestätigte: „Genau das will ich sagen. Ich sehe, ihr habt mich verstanden."

Nun entstand ein großer Tumult im Saal. Der weise Arzt wurde der Ketzerei beschuldigt. Wenn in diesem Augenblick nicht weitere Zeugen hervorgetreten wären, die von einer Genesung durch den Baseler Heiler gesprochen hätten, wäre er sicherlich dem Henker zum Opfer gefallen, so wie es später nicht weniger als 21 seiner Schüler erging.

Würde Paracelsus heute wieder leben, mit Magneten und Spagyrik heilen, die Selbstheilungskräfte seiner Patienten unterstützen, würde man ihn mit Sicherheit als „Scharlatan" bezeichnen.

Im folgenden Kapitel soll die Frage geklärt werden: Wie hat sich das Weltbild in der Wissenschaft gewandelt?

„Die Möglichkeiten der Energiemedizin sehe ich vor allem in der Heilung und nicht nur in der Behandlung von chronisch kranken Menschen. Energiemedizin verfolgt immer einen ganzheitlichen Ansatz, d. h. losgelöst von Organen als reparaturbedürftigen Baugruppen oder Systembausteinen. Energiemedizin wendet sich immer an den ganzen Menschen unter allen körperlichen, seelischen, geistigen, spirituellen und sozialen Aspekten. Mit Energiemedizin behandelt man keine Krankheiten, sondern Menschen. Deswegen ist Empathie, die Fähigkeit der Zuwendung, ein wesentliches Merkmal des energiemedizinisch arbeitenden Therapeuten. Ein empathischer Therapeut erkennt die Blockierungen im System und ermöglicht es dem Kranken, diese aufzulösen und sich zu heilen.

Das Ziel muss es sein, von einer krankheits- und symptomorientierten Medizin zu einer heilungs- und patientenorientierten Medizin zu gelangen. Weg von der Medizin, die ausschließlich auf Statistiken und Leitlinien beruht und alle Betroffenen in etwa gleich behandelt (und gleich krank erhält), hin zu einer individuellen Medizin, die ausschließlich den Patienten in seiner Einzigartigkeit im Mittelpunkt sieht und bei der es durchaus normal ist, dass man bei zwei Patienten mit den gleichen Symptomen zwei völlig andere therapeutische Ansätze wählt. Für die Energiemedizin ist das schon jetzt Normalität."

Dr. Folker Meißner

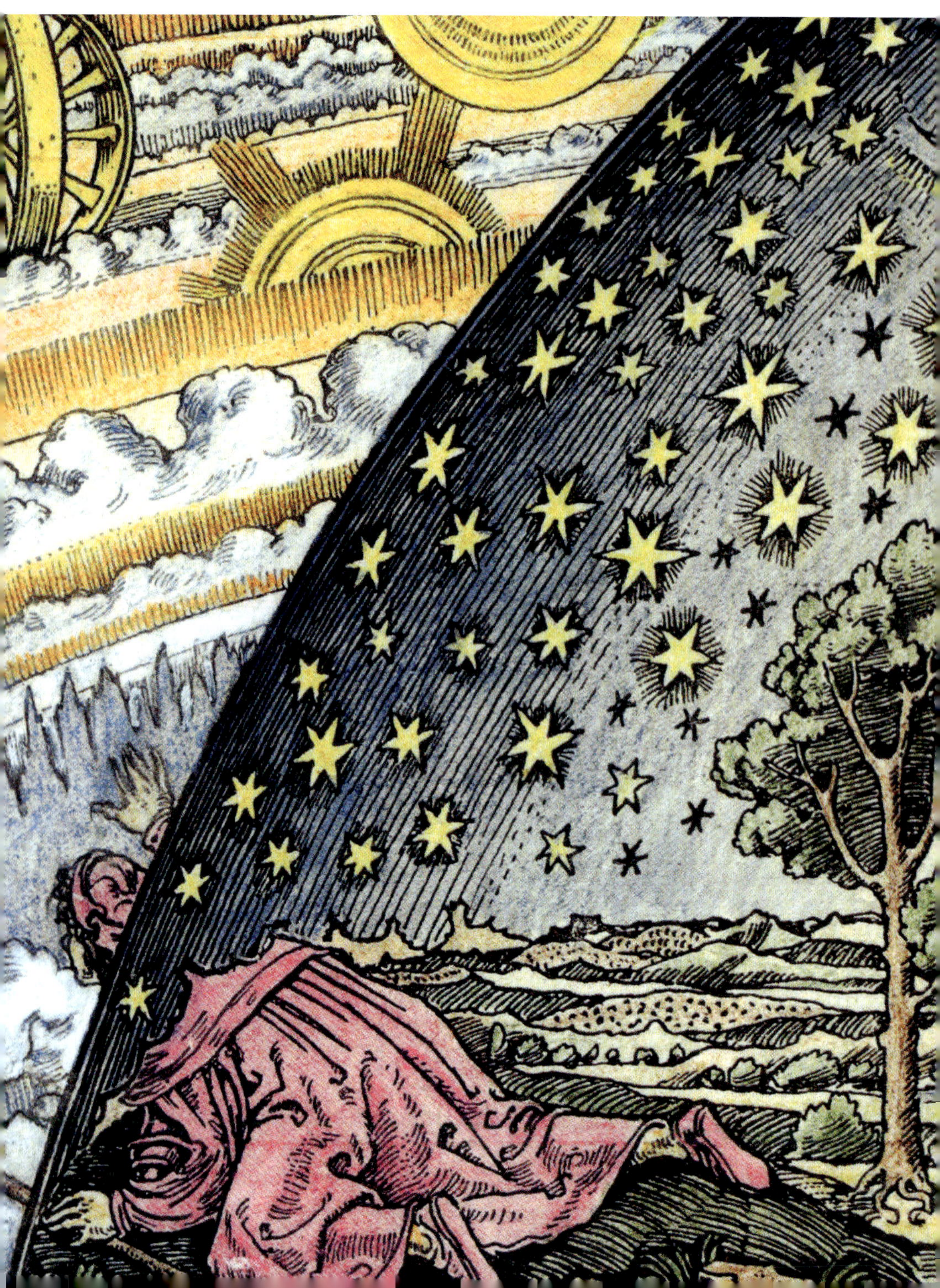

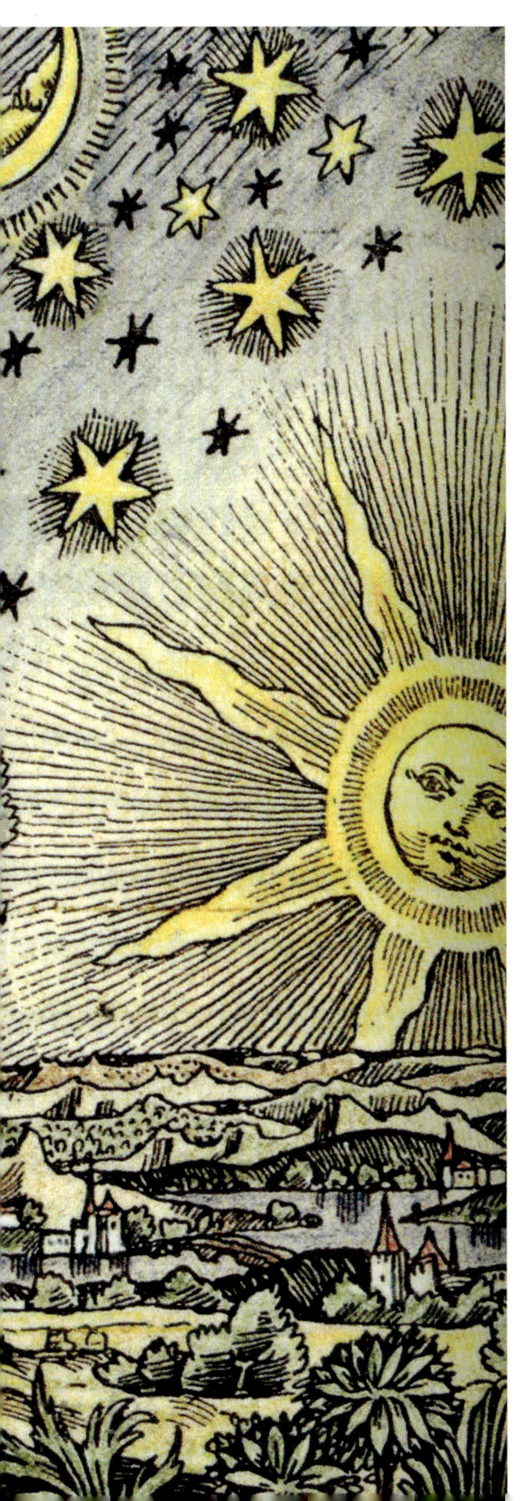

Das Weltbild im Wandel der Zeiten

Wie wir im vorherigen Kapitel gesehen haben, gingen alle früheren Hochkulturen von einer alles durchdringenden Lebenskraft aus. Begriffe gab es dafür viele: *Mana, Qi, Prana, Äther, Vis Vitalis, Archäus* und weitere mehr.

In der Zeit zwischen 1500 bis 1700 n. Chr. hat sich jedoch das Weltbild fundamental geändert.

In unserem Kulturkreis bestimmte die Kirche durch ihre Thesen über Jahrhunderte, was die Menschen zu glauben hatten. Wer den Dogmen des Klerus widersprach, endete zumeist auf dem Scheiterhaufen.

Eine grundlegende Erschütterung kirchlicher Dogmen war die Erkenntnis von Kopernikus, dass die Erde gar nicht der Mittelpunkt des Universums ist. Er brachte das geozentrische Weltbild der Bibel zu Fall.

Galileo Galilei (1564 – 1642) hat dann später die gerade entstehende Wissenschaft auf eine mathematische Grundlage gestellt. Galileo gilt als ein wesentlicher Begründer der modernen Naturwissenschaften. Eigene Beobachtungen, Experimente, quantitative Messungen und Analyse der Messergebnisse mit den Mitteln der Mathematik bestimmten fortan die Wissenschaften.

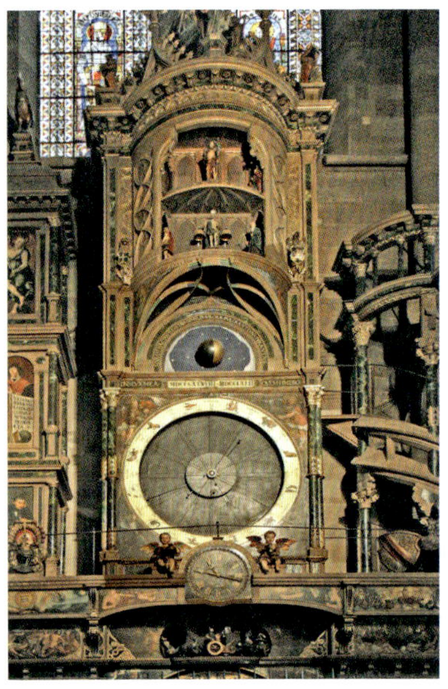

Astronomische Uhr im Straßburger Dom

Die Fundamente des christlichen Glaubens wurden noch eine Zeit lang dadurch aufrechterhalten, dass man annahm, die göttliche Ordnung würde sich in mathematischen Gesetzmäßigkeiten zeigen.

Im Mittelalter wurde das Universum gerne und oft mit einer Uhr verglichen, und Gott wurde als der „allmächtige Uhrmacher" gesehen. Daher findet man in alten Kirchen oft gigantisch große Uhren, so etwa im Straßburger Dom.

Ein früher Beleg für den Uhrenvergleich findet sich bei Nikolaus v. Oresme (14. Jahrhundert): *„Denn würde einer nicht, wenn er eine Uhr herstellte, dafür sorgen, dass alle Bewegungen und Kreisläufe aufeinander abgestimmt sind? Um wie viel mehr ist das von jenem Architekten anzunehmen, von dem es heißt, er habe alles nach Maß, Zahl und Gewicht erschaffen."*

Das mechanistische Weltbild von Descartes und Newton

Das heute vorherrschende Weltbild geht auf das mechanistische Denken der Wissenschaft des 16. und 17. Jahrhunderts zurück. Genauer gesagt auf den französischen Philosophen René Descartes (1596 – 1650) und den englischen Physiker Isaac Newton (1642 – 1726). Wir können daher auch vom Kartesianisch-Newton'schen Weltbild (Paradigma) sprechen. Es fasst sowohl die Natur als auch den Menschen als eine Maschine auf.

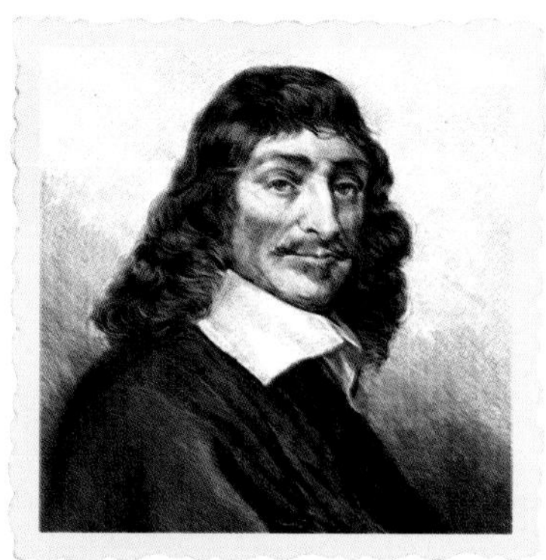

René Descartes

Aus dem Federkiel von Descartes sind folgende Worte geflossen: „Ich sehe keinerlei Unterschied zwischen Maschinen, die von Handwerkern hergestellt wurden, und den Körpern, die allein die Natur zusammengesetzt hat." Des Weiteren verglich er kranke Menschen mit „schlecht gemachten Uhren". Das von Descartes philosophisch entworfene und von Newton mathematisch verfeinerte Weltbild herrscht offen-offensichtlich noch heute in weiten Teilen der Medizin vor, was in der Vergangenheit auch sicherlich ganz gut war. Gerade die Chirurgie und die Zahnmedizin haben bis dato ja enorme Fortschritte gemacht.

Jeder Mensch mit künstlicher Hüfte, Ersatzgelenken oder Implantaten im Mund ist froh über die Fortschritte in der Medizin.

Doch alles, was den Bereich der chronischen Krankheiten betrifft, stagniert. Diabetes, Allergien, Rheuma, neurologische Erkrankungen und Krebsfälle steigen seit Jahrzehnten. Wie oft hört man von Ärzten: „Da können wir nichts machen," oder: „Damit müssen sie leben," oder: „Dieses Medikament müssen Sie für den Rest ihres Lebens nehmen." Ganz drastisch sind Aussagen, die Krebspatienten zu hören bekommen: „Wenn Sie keine Chemo oder Bestrahlung machen, werden Sie nur noch sechs Monate leben,“ oder so ähnlich.

Hier bleibt zu hoffen, dass sich die Schulmedizin ergänzenden Behandlungskonzepten wie Kräuter- oder Energiemedizin öffnet. Die meisten Ärzte lehnen jedoch konsequent alles ab, was nicht dem analytisch-materiellen Denken entspricht. Nur Therapien, die den Leitlinien entsprechen, werden durchgeführt und von den Krankenkassen bezahlt.

Hier sitzt die Schulmedizin fest im Sattel – ähnlich wie im Mittelalter die kirchliche Macht, welche vorschrieb, was man zu glauben hatte. Damals wurde alles, was nicht dem Kanon der Kirche entsprach, verdammt oder durch die „Heilige Inquisition“ ausgeschaltet.

Inquisition sieht heute anders aus. Es wird niemand mehr auf dem Scheiterhaufen verbrannt. Aber alles, was nicht streng kausal im materialistisch-mechanistischen Sinne erklärt werden kann, gilt als unwissenschaftlich. Ärzte, welche die etablierte Medizin kritisieren, werden als „medizinische Ketzer“, „Nestbeschmutzer“ oder gar als „Scharlatane“ beschimpft.

Zurück zu René Descartes. An anderer Stelle wird der menschliche Körper von ihm als „Gliedermaschine“ beschrieben. Insofern hat er sicherlich die Denkweise der heutigen Medizin stark beeinflusst. Dies wird deutlich, wenn Ärzte zum Beispiel vom „Blinddarm auf Zimmer acht“ sprechen. Hier steht also nicht der Mensch, sondern das kranke Organ im Mittelpunkt der Denk- und Handlungsweise. Descartes hat zwar die heutige Mathematik, Physik und Medizin geprägt, doch dabei wird selten darauf hingewiesen, dass er sehr religiös war. Seiner Auffassung nach existieren im Menschen zwei Kräfte, die in Wechselwirkung stehen: Geist und Materie. Im „Traktat zur Metaphysik“ hoffte er sogar, den zwingenden Gottesbeweis führen zu können.

In einem Brief vom 24. Dezember 1640 schrieb René Descartes: *„Denn ich kann nicht beweisen, dass Gott die Seele nicht vernichten könnte, sondern nur, dass sie von völlig anderer Natur als der Körper ist und nicht mit dem Körper stirbt."* An anderer Stelle erklärt er die Seele als das, was den Unterschied zwischen einem Leichnam und einem lebendigen Menschen ausmacht.

Wie sehen die meisten Ärzte das heutzutage? Hier hört man nicht selten Aussagen wie diese: „Ich habe schon viele Leichen seziert, aber noch nie eine Seele darin gefunden!" Mediziner, die diesen Standpunkt vertreten, sollte man fragen: Haben Sie schon mal ihren Fernseher zu Hause auseinander genommen und darin ein Programm gefunden?

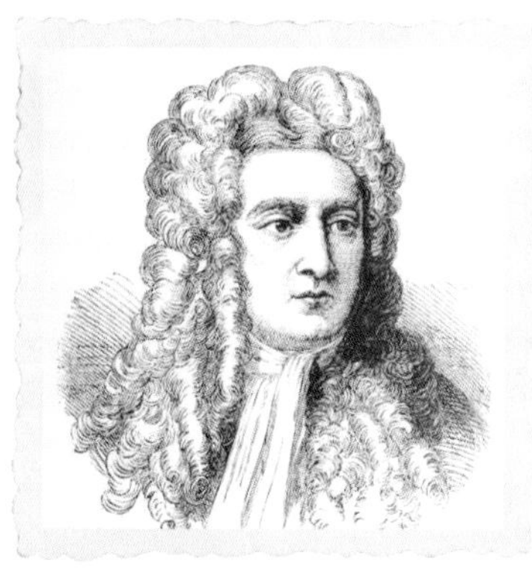

Isaac Newton

Isaac Newton (1642 – 1726) war zweifelsohne ein Universalgenie. Es gibt kein Gebiet der Mathematik, Physik, Chemie oder Astronomie, auf dem er nicht Bahnbrechendes geleistet hätte. Newton begründete die Klassische Physik, und er verhalf den „Exakten Naturwissenschaften" zum Durchbruch. Der Begriff steht hier bewusst in Anführungszeichen, denn gerade im Bereich der Medizin ist es fraglich, ob dem Patienten damit geholfen wird. Isaac Newton erarbeitete eine geschlossene und mathematisch exakt formulierte Theorie der Mechanik. Was sich nicht im Experiment untersuchen und wiederholen ließ, was nicht exakt gemessen werden konnte und sich der mathematischen Darstellung entzog, verbannte er aus den Naturwissenschaften. Im Bereich der Medizin hat die Newtonsche Weltansicht jedoch einen Haken: Der Mensch ist keine Maschine! Eine Blutanalyse oder ein Röntgenbild sind zweifelsohne sehr hilfreich, doch es wird nie die präzise Medizin geben, von der manche träumen. Ein ganzheitlich denkender Arzt hat das einmal so ausgedrückt: *„Wenn ich Sie nicht* *gesehen habe, Ihnen nicht die Hand gegeben habe, Ihnen nicht in die Augen geblickt habe, nicht Ihren Stimmklang, die Intonation und den Sprechrhythmus gespürt habe..., bleibt jede Blutanalyse blutleer.“*

Man möchte die Medizin immer mehr standardisieren und präzisieren. Für alle möglichen Körperfunktionen werden Normwerte erstellt. Blutdruck, Cholesterinwerte, Blutwert etc. sollen zeigen, ob der Mensch gesund ist. Doch ob man Eisenmangel, Bluthochdruck oder erhöhte Cholesterinwerte hat, hängt davon ab, welcher Gesundheitsminister oder welche Lobbyisten gerade die Leitlinien der Medizin bestimmen.

Ein Cholesterinwert, der vor 10 Jahren noch als normal galt, gilt heute als pathologisch, also krankhaft. Die Pharmaindustrie freut sich, denn Cholesterinsenker sind die meistverkauften Medikamente in der westlichen Welt. Der Markt für Statine (Cholesterin- und Lipidsenker) allein wird auf 16 Milliarden Dollar pro Jahr taxiert.

Noch einige Anmerkungen zu Isaac Newton: Er gilt zwar als Begründer der exakten Naturwissenschaften, aber er beschäftigte sich intensiv mit Theologie und Mystik. Um 1673 begann er, die Texte der Heiligen Schrift und der Kirchenväter intensiv zu studieren. Das tat er bis zu seinem Tod im Jahre 1726. Er war übrigens der erste Wissenschaftler, der geadelt wurde.

Auf Wikipedia kann man nachlesen, dass Newton sich intensiv der Alchemie hingab. Er verbrachte viel Zeit mit der Suche nach dem Stein der Weisen. Newtons persönliche Bibliothek enthielt 170 Bücher über Magie und Alchemie, darunter Werke der Rosenkreuzer und der Kabbala. Newton gilt als einer der bedeutendsten Wissenschaftler aller Zeiten. Derselbe Mensch, der tagsüber die Grundlagen der modernen Naturwissenschaften prägte, versuchte nachts in seinem geheimen Laboratorium zu ergründen, „was die Welt im Innersten zusammenhält“.

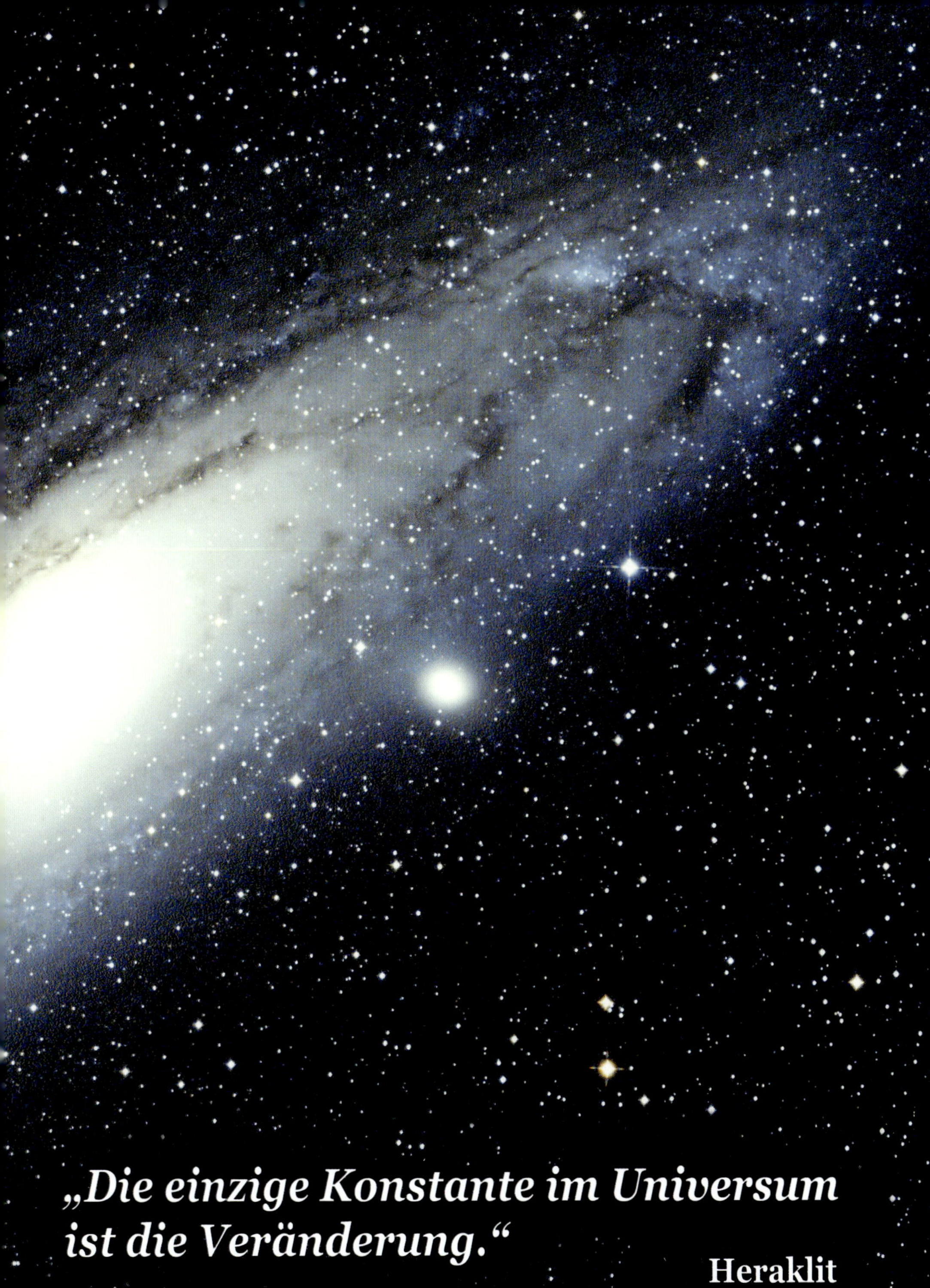

„Die einzige Konstante im Universum ist die Veränderung.“

Heraklit

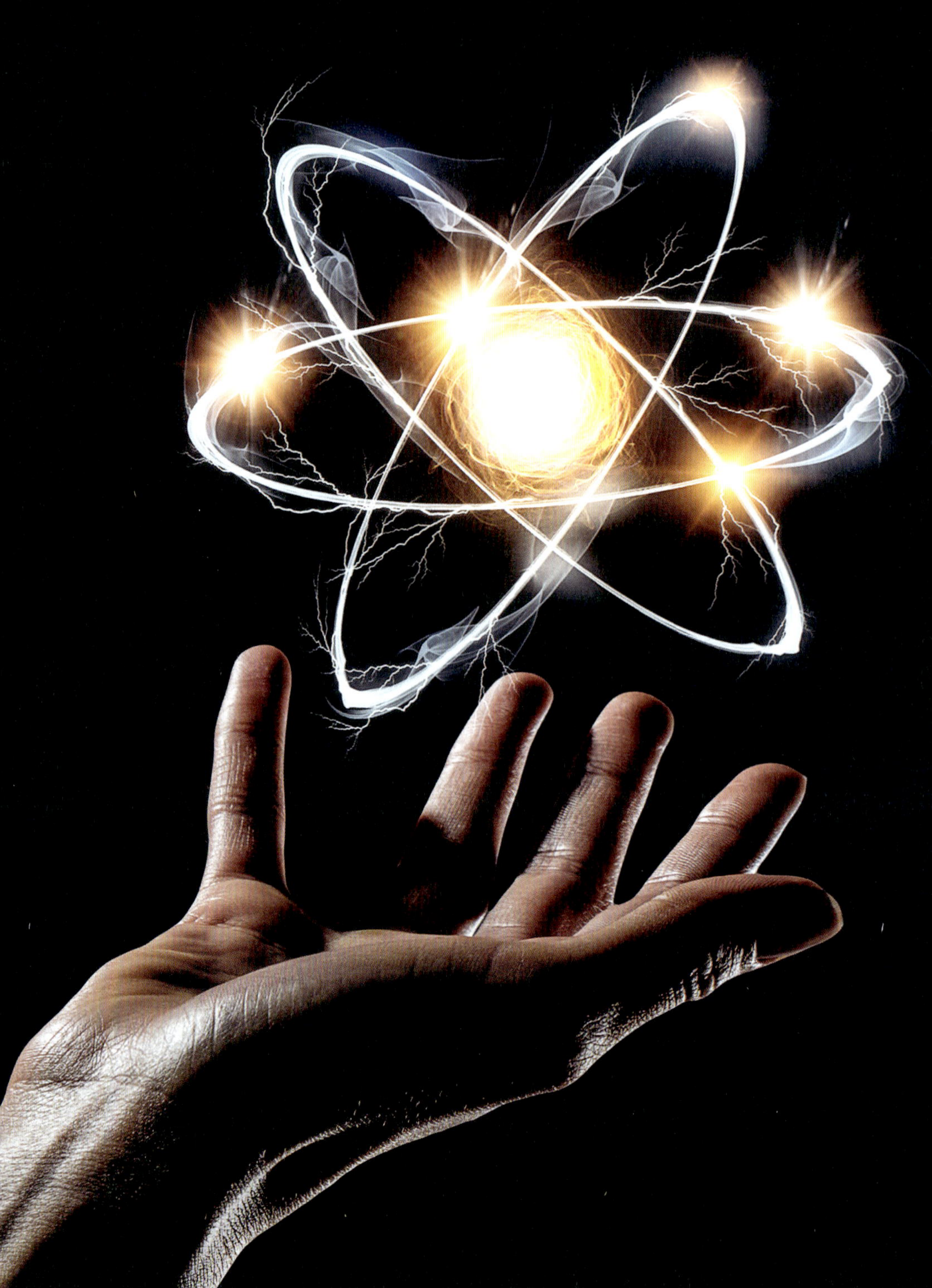

Was ist Materie?

In einem Buch über Energiemedizin macht es Sinn, der Frage: „Was ist Materie?" nachzugehen. Die Mystiker vergangener Jahrhunderte waren der Ansicht, dass Materie „gefrorenes Licht" sei.

Interessanterweise sehen das bedeutende Physik-Nobelpreisträger der vergangenen 100 Jahre sehr ähnlich. Albert Einstein, Max Planck, Erwin Schrödinger, Nils Bohr und Werner Heisenberg hatten erkannt, dass Materie verdichtete Energie ist. Hierdurch bekommt Energiemedizin einen ganz anderen Stellenwert. Wenn Energie und Materie die zwei Seiten einer Medaille sind, wird es nachvollziehbar, dass man mit energetischen Anwendungen wie Magnetfeld-, Licht- oder Frequenztherapie unseren (Energie-)Körper behandeln kann.

Der Begriff Materie kommt aus dem Lateinischen und bedeutet Stoff. Er ist auch verwandt mit *mater* (Mutter) und *matrix,* also einer Substanz, aus der alle Dinge der Welt bestehen. In der Schule wurde uns in etwa Folgendes beigebracht: Materie besteht aus Atomen. Dieses Wort kommt aus dem Griechischen und bedeutet „unteilbar“. Spätestens seitdem es Kernkraftwerke gibt, wissen wir, dass Atome sehr wohl teilbar sind. Atome bestehen wiederum aus über 30 kleinsten Teilchen. Aus dem Schulunterricht kennen wir noch den Atomkern (Protonen und Neutronen) und die Elektronen, welche um den Atomkern kreisen.

Das sind die Bausteine, aus denen alle festen, flüssigen und gasförmigen Stoffe bestehen. Alle Materialeigenschaften dieser Stoffe sowie ihr Verhalten in chemischen Reaktionen werden durch die Eigenschaften und die räumlichen Anordnungen der Atome, aus denen sie aufgebaut sind, festgelegt. Jedes Atom gehört zu einem bestimmten chemischen Element und bildet dessen kleinste Einheit.

Zurzeit sind 118 Elemente bekannt, von denen etwa 90 auf der Erde natürlich vorkommen. Aus unserer Schulzeit kennen wir noch das Periodensystem der Elemente. Einige fallen Ihnen jetzt sicher spontan ein: Wasserstoff, Sauerstoff, Kohlenstoff, Stickstoff, Schwefel, Phosphor, Magnesium, Kalium, Calcium und so weiter. Aus diesen Elementen besteht ja im Wesentlichen unser Körper.

Doch gehen wir nochmal einen Schritt zurück auf die Ebene der Atome. Wie sind sie aufgebaut, und welche Größenverhältnisse herrschen hier? Stellen Sie sich ein Atom in der Größe eines Fußballfeldes vor. Wie groß wäre wohl der Atomkern? Wenn Sie es nicht wissen, kommen Sie nicht drauf. Der Atomkern hat bei dem Vergleich zum Fußballfeld lediglich die Größe eines Reiskorns in der Mitte des Platzes. Der Rest ist Vakuum oder Nichts, wobei Physiker hier nicht von Nichts sprechen, sondern eher von Feldern.

Wenn man sich noch nie mit moderner Physik beschäftigt hat, klingt das unglaublich. Wenn es Ihnen so geht, geben Sie auf www.YouTube.de im Suchfeld „Lesch Materie“ ein. Sie finden dann ein Video von Prof. Dr. Lesch, den Sie vielleicht vom Fernsehen kennen. Er erklärt es genau so: Das, was uns als Materie erscheint, besteht nur zu 0,2 % aus Masse. Mit anderen Worten: 99,8 % bestehen aus Energie.

Es ist durchaus keine neue Erkenntnis, dass Materie nicht materiell ist. Der Physiker und Nobelpreisträger Max Planck hat das bereits vor über 100 Jahren verkündet:

„Als Physiker, also als Mann, der sein ganzes Leben der nüchternen Wissenschaft, nämlich der Erforschung der Materie diente, bin ich sicher frei davon, für einen Schwarmgeist gehalten zu werden. Und so sage ich Ihnen nach meiner Erforschung des Atoms dieses:

Es gibt keine Materie an sich!

Alle Materie entsteht und besteht nur durch eine Kraft, welche die Atomteilchen in Schwingung bringt und sie zum winzigsten Sonnensystem des Atoms zusammenhält. Da es aber im ganzen Weltall weder eine intelligente noch eine ewige Kraft gibt, so müssen wir hinter dieser Kraft einen bewussten, intelligenten Geist annehmen.

Dieser Geist ist der Urgrund aller Materie! Nicht die sichtbare, aber vergängliche Materie ist das Reale, Wahre, Wirkliche, sondern der unsichtbare, unsterbliche Geist ist das Wahre! Da es aber Geist an sich allein ebenfalls nicht geben kann, sondern jeder Geist einem Wesen angehört, müssen wir zwingend Geistwesen annehmen. Da aber Geistwesen nicht aus sich selber sein können, sondern geschaffen worden sein müssen, so scheue ich mich nicht, diesen geheimnisvollen Schöpfer so zu benennen, wie ihn alle Kulturvölker der Erde früherer Jahrtausende genannt haben: Gott.

So sehen Sie, meine verehrten Freunde, wie in unseren Tagen, in denen man nicht mehr an den Geist als den Urgrund aller Schöpfung glaubt und darum in bitterer Gottesferne steht, gerade das Winzigste und Unsichtbare es ist, das die Wahrheit wieder aus dem

Grabe materialistischen Stoffwahnes herausführt und die Türe öffnet in die verlorene und vergessene Welt des Geistes.“

Offenbar ist nur wenigen Menschen bewusst, dass sich mit der Entwicklung der modernen Atomphysik und der Formulierung der Quantenmechanik vor rund 100 Jahren eine tiefgreifende Revolution im naturwissenschaftlichen Weltbild vollzog. Die bedeutendsten Physiker, welche das alte Weltbild von Descartes und Newton zu Fall brachten, wurden alle für ihre bahnbrechenden Arbeiten zur Quantentheorie mit dem Physik-Nobelpreis ausgezeichnet: Max Planck, Erwin Schrödinger und Albert Einstein. Letzterer hat durch seine berühmte Formel $E = mc^2$ verdeutlicht, dass Materie und Energie zusammengehören.

Die gegenwärtige Schulmedizin verlässt sich noch immer auf die lineare Kausalität der Newton'schen Mechanik. Das ist doch sehr verwunderlich, da dieses Weltbild seit einem Jahrhundert längst überholt ist. Der deutsche Arzt Prof. Dr. Thure von Uexküll, Begründer der psychosomatischen Medizin, hat dies mal sehr treffend formuliert:

> *„Die Physiker glauben längst wieder an den lieben Gott,*
> *nur die Mediziner glauben immer noch an die Physiker.“*

Max Planck, Erwin Schrödinger, Albert Einstein, Nils Bohr und Werner Heisenberg waren allesamt Quantenphysiker. Das ist jener Zweig der Wissenschaft, der den Aufbau, das Verhalten und die Energie von Atomstrukturen erforscht. Die Quantenphysik ist eine Ergänzung der klassischen Physik.

Der Physiker Werner Heisenberg entdeckte um 1920 die sogenannte Unschärferelation. Manche sprechen auch vom „Beobachtereffekt“. Praktisch bedeutet dies, dass ein Mensch, der ein Experiment durchführt, das Ergebnis durch sein Bewusstsein und durch seine Beobachtung beeinflusst. Das heißt, dass die Handlung und die Einstellung eines menschlichen Beobachters eine größere Rolle spielen, als man zuvor annahm.

Wenn also eine Forschergruppe durch Studien herausfinden möchte, dass Homöopathie unwirksam ist, welches Ergebnis wird wohl dabei herauskommen? Hier zeigt sich auch sehr deutlich, dass Gedanken, Einstellungen, Überzeugungen, Glaubenssätze und Worte einen wesentlichen Einfluss auf unsere Gesundheit haben.

- Ist der Patient im Innersten davon überzeugt, dass er wieder gesund wird?
- Ist der Arzt davon überzeugt, dass der Patient seine Krankheit überwinden kann?
- Was denken die Familie und die Freunde?

Wenn wir mit den Augen der Quantenphysik schauen, erkennen wir, dass es etwas geben muss, was man früher „die Seele“ nannte. Also etwas, was die unsichtbaren, atomaren und molekularen Lebensprozesse steuert und reguliert.

Durch die Quantenphysik wird auch erklärbar, warum der „Placebo-Effekt“ wirkt. Placebos sind einfach Zuckerpillen, die keinerlei therapeutische Wirkstoffe enthalten. Placebos werden in der medizinischen Forschung immer dann eingesetzt, wenn es darum geht, die Wirkung eines neuen Medikamentes zu testen. Es werden in Studien immer zwei Gruppen gebildet. Eine bekommt das Medikament, die andere das Placebo.

Das Spannende dabei ist, dass Placebos im Durchschnitt ein Drittel bis die Hälfte der Wirksamkeit spezifischer Medikamente erreichen. Eine beachtliche Wirkung von Zuckerpillen, die so gut wie nichts kosten. Die Placebowirkung funktioniert sogar bei vorgetäuschten Operationen. Wenn Ärzte gar nicht Organe operieren, sondern nur einen äußeren Schnitt in der Haut machen, diesen dann vernähen, kommt es trotzdem oft zur Heilung des Organs. Welch besseres Beispiel könnte es für die Herrschaft des Geistes über die Materie geben?

Die Wirkung von energetischen Therapien wie Bioresonanz, Bachblüten oder Homöopathie wird von der Schulmedizin gerne mit dem Placeboeffekt erklärt. Interessanterweise wirken energetische Verfahren jedoch auch hervorragend bei Babys, Kleinkindern oder Tieren. Es muss also logischerweise Effekte geben, die weit über den Placeboeffekt hinausreichen.

Egal ob Sie bei einer Krankheit eine naturheilkundliche, eine energetische, eine medikamentöse Therapie oder gar eine Operation wählen – die innere Überzeugung, dass Sie gesund werden, ist in jedem Fall hilfreich.

Physik für Nichtphysiker

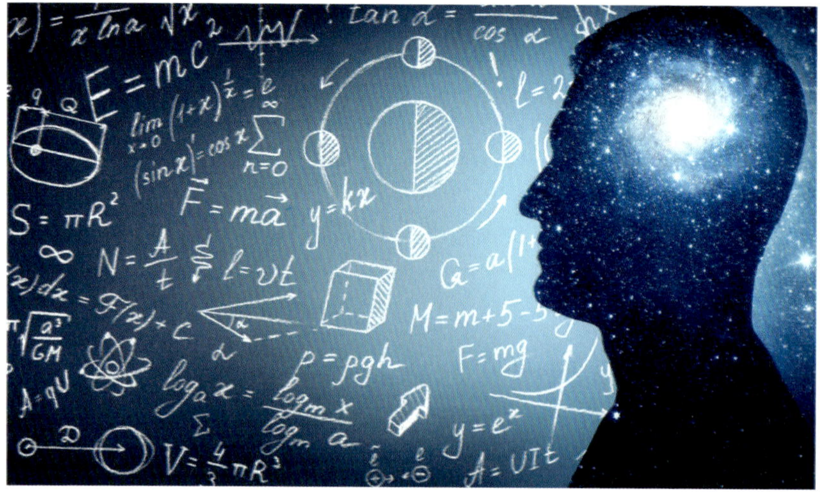

Bevor wir uns mit Energiemedizin näher befassen, wollen wir einige physikalische Begriffe klären. Zuerst einmal: Was bedeutet Energie? Diese Frage haben wir nicht ohne Hintergedanken gewählt, denn schlägt man ein Wörterbuch auf, so taucht als Bedeutungserklärung von Energie neben „Tatkraft“ oder „Nachdruck“ folgende wissenschaftliche Definition auf: *Energie ist die Fähigkeit, Arbeit zu leisten.*

„Aha“ – werden Sie möglicherweise denken, „jetzt ist mir klar, warum ich so wenig Energie habe.“ Wir wollen Ihnen den Spaß gerne lassen, wenn Sie sich nur bewusst bleiben, dass Arbeit weitaus mehr bedeutet, als täglich seinen beruflichen Pflichten nachzukommen. Allen Ernstes: Solange Sie leben, arbeiten Sie ununterbrochen, selbst wenn Sie untätig im Bett liegen. Pro Sekunde laufen unzählige chemische und physikalische Prozesse in Ihrem Körper ab. Umgekehrt braucht Ihr Körper, um diese Lebensvorgänge aufrechtzuerhalten, Energie, die Sie ihm vor allem in Form von flüssiger und fester Nahrung zuführen. Ohne Übertreibung kann also gesagt werden: Der Grad Ihrer Gesundheit steht in Bezug zu Ihren Energiereserven! Oder, wie es Dr. Andreas Noak formulierte: *„Gesundheit ist überschüssige Energie.“*

Wie aber tritt Energie bei den für unseren Körper wie für unsere Umwelt zentralen chemischen Bausteinen, den Atomen und Molekülen, in Erscheinung? Eine entscheidende Rolle spielen sogenannte Schwingungen. Das oben bereits zitierte Wörterbuch erläutert diesen Begriff als „gleichmäßige Bewegung eines Körpers um seine Ruhelage.“ Hierbei fällt einem zuerst das Pendel einer alten Uhr ein, das im Sekundentakt hin und her schwingt. Die Zahl der Schwingungen pro Zeiteinheit, die sogenannte *Frequenz*, wäre hier also 2 pro Sekunde oder, in naturwissenschaftlich gebräuchlicher Messeinheit, 2 Hertz (Hz).

Jeder Frequenz werden individuelle Wirkungen zugeschrieben. Jede Substanz, jedes Organ, jedes Bakterium und jeder Virus hat seine eigene, spezifische Frequenz. Auch Töne, Farben, Düfte, homöopatische Mittel, Gefühle und Gedanken haben ihre individuelle(n) Frequenz(en).

In der Medizin, der Musik und der physikalischen Therapie sind verschiedenste Wirkungen von Frequenzen bekannt. Vieles wurde wissenschaftlich erforscht, aber nicht alles, was erforscht wurde, gilt bisher auch als allgemein anerkannt.

Die räumliche Übertragung von Schwingungen geschieht in Form von Wellen. Da wir diese nicht sehen können, haben wir kaum die Fähigkeit, sie uns vorzustellen. Hier ist es zweckmäßig, zuerst ein mit bloßem Auge erkennbares Beispiel in Betracht zu ziehen: Wenn

Frequenzen in der Medizin / Naturheilkunde

In der Therapie werden Frequenzen in Form verschiedener elektrotherapeutischer Geräte genutzt. Hier einige Beispiele:

- **Reizstrom, TENS-Therapie:**
  u.a. bei Schmerzen und Bewegungseinschränkungen
- **Magnetfeldtherapie:**
  beispielsweise bei Knochenbrüchen, für die Wundheilung, zur Förderung der Durchblutung, bei Schmerzen und zur Entspannung
- **Hochfrequenztherapie:**
  unter anderem bei Schmerzen und Bewegungseinschränkungen
- **Ultraschalltherapie:**
  beispielsweise bei Schmerzen und Bewegungseinschränkungen, um Nieren oder Gallensteine zu zertrümmern sowie bei schlechter Durchblutung
- **Frequenztherapie/ Zapper:**
  zur Ausleitung von Erregern und Parasiten sowie zur Stärkung von Organen und Körperteilen
- **Bioresonanztherapie:**
  zum Ausgleich verschiedener pathogener Zustände des Körpers

Sie einen Stein ins Wasser werfen, wird die Wasseroberfläche an der Einschlagstelle in Schwingungen versetzt, die sich kreisförmig über Wellen ausbreiten. Ein anderes Beispiel sind Schallwellen, die Sie beim Sprechen aussenden beziehungsweise beim Hören empfangen. Ähnlich ist auch das Prinzip der Rundfunkübertragung, nur dass es sich hier um elektromagnetische Wellen sehr hoher Frequenz (etwa 100 Millionen Hz) handelt.

Was ist mit „elektromagnetisch“ gemeint? Der Name lässt bereits anklingen, dass Elektrizität und Magnetismus keine getrennten Phänomene sind, sondern mit einem siamesischen Zwillingspaar verglichen werden können. Jeder Stromfluss hat auch eine magnetische Wirkung, und umgekehrt ist ein mit der Zeit veränderliches Magnetfeld in der Lage, elektrische Ströme hervorzurufen. „Feld“ in seiner physikalischen Bedeutung besagt nichts anderes, als dass in einem Raumbereich eine bestimmte Wirkung, in diesem Fall die Magnetwirkung, zu beobachten ist.

Begriffe wie Magnetfeld, elektrische und elektromagnetische Kräfte werden uns in diesem Buch noch öfter begegnen.

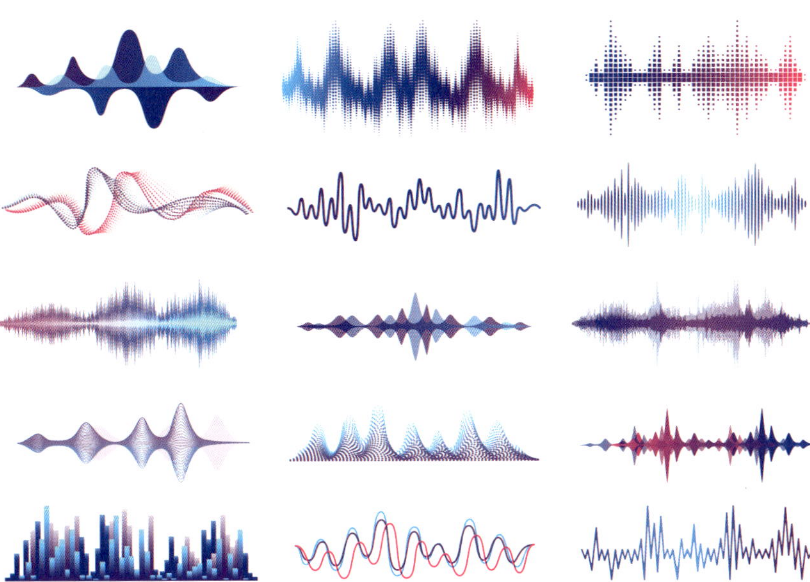

Darstellungen von Frequenzmustern

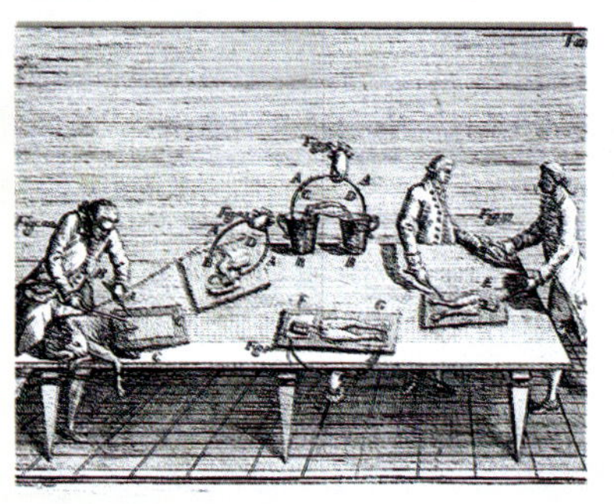

Luigi Galvani / Die Erforschung der Elektrizität in Lebewesen

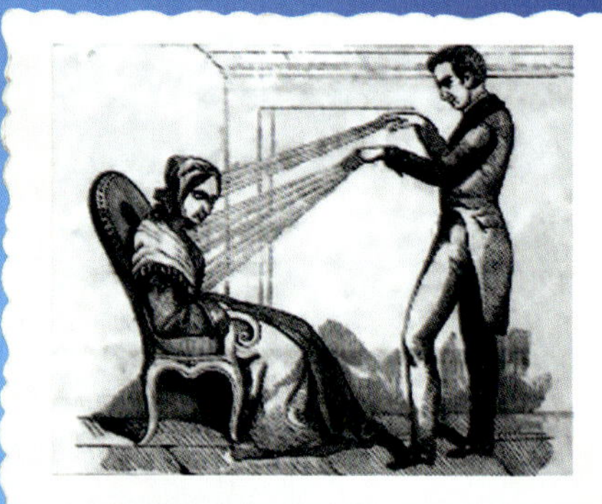

Heilen mit menschlichem Magnetismus im 18. Jahrhundert

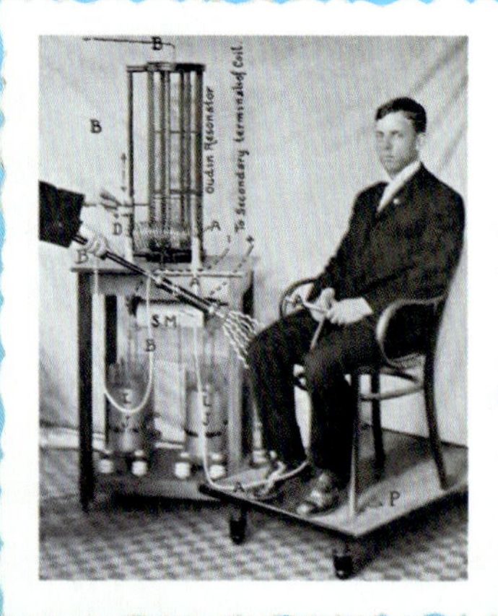

„Energiedusche“ ca. 1920

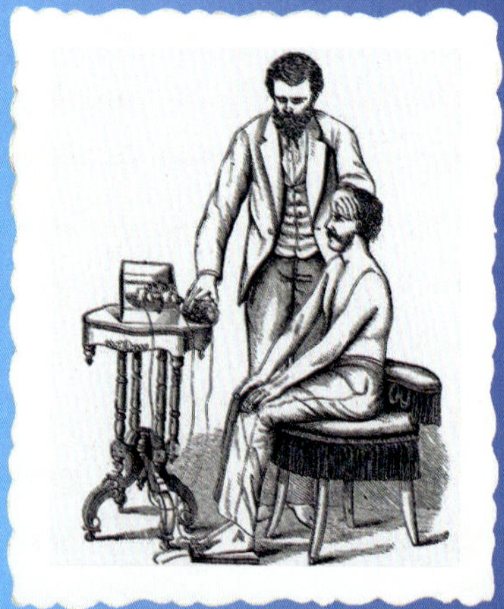

Energiemedizin mit einem Gerät im 18. Jahrhundert

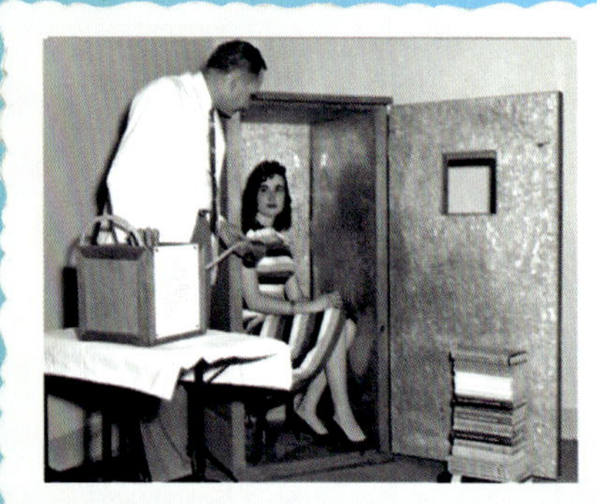

Der Orgonakumulator nach Dr. med. Wilhelm Reich

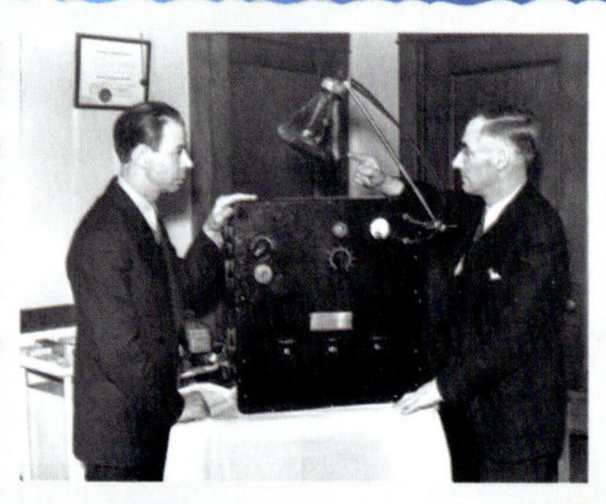

Dr. R. R. Rife (links) mit seinem Frequenzgenerator

Meilensteine der Energiemedizin

Dieses Kapitel berichtet über einige bedeutende Pioniere aus dem Bereich der Energiemedizin.

Vor rund 200 Jahren erregte der deutsche Arzt Franz Anton Mesmer in ganz Europa Aufsehen mit seinen Heilerfolgen durch Magnetismus.

Der italienische Arzt Luigi Galvani hat vor ca. 250 Jahren erforscht, welche Rolle feinste elektrische Ströme in Tieren und Menschen spielen. Ohne seine Grundlagenforschungen hätten wir vermutlich kein EKG, kein EEG und keinen Defibrillator.

Wussten Sie, dass in Deutschland und den USA energiemedizinische Geräte schon vor über 100 Jahren sehr weit verbreitet waren? Auch darüber können Sie im nachfolgenden Kapitel spannende Fakten erfahren.

Magnetismus und Mesmer

Magnetsteine waren schon vor langer Zeit in Ägypten, China und Griechenland als effiziente Therapeutika geschätzt.

Die Zweipoligkeit von Magneten und deren Ausrichtung nach den Polen der Erde ist zwar schon seit dem 13. Jahrhundert bekannt. Man erklärte aber diese Beobachtungen zuerst getreu der vitalistischen Auffassung als Folgen einer geheimnisvollen Lebenskraft.

Paracelsus, der Magneteisensteine gegen Hodenbrüche, Wassersucht, Durchfall und Krämpfe sowie zur Wundbehandlung und bei Frauen zur Blutstillung oder Dämpfung hysterischer Anfälle einsetzte, meinte bewundernd: „Im Magneten ist solche Heimlichkeit, dass man ohne ihn in den Krankheiten nichts ausrichten kann."

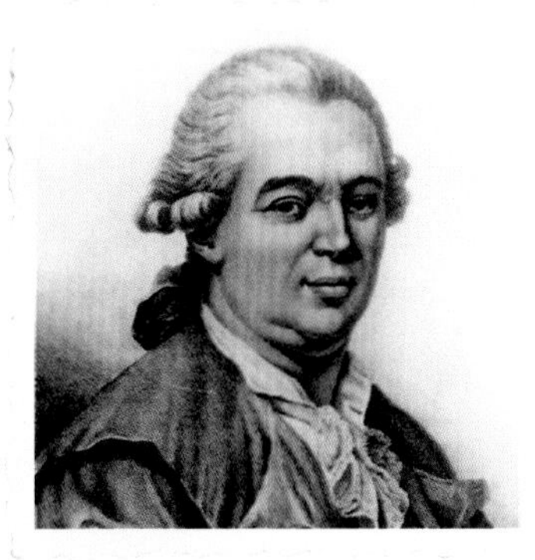

Franz Anton Mesmer

In der Neuzeit wurde die Heilkraft des Magnetismus von dem Arzt Franz Anton Mesmer (1734 – 1815) erforscht. Durch einen Jesuitenpater hatte Mesmer von der gesundheitsförderten Wirkung von Magneten auf Menschen und Tiere gehört. Nach einigen Experimenten gelangte Mesmer zu der Überzeugung, dass die Heilwirkungen nicht nur durch Magnete, sondern auch durch seinen eigenen körperlichen Einfluss zustande kamen. Insofern war er als Arzt vermutlich auch gleichzeitig „Heiler" im energetischen Sinn. Seine spektakulären Heilungen durch den „animalischen Magnetismus" erregten europaweit Aufsehen.

Zu Mesmers Heilsitzungen versammelten sich zuerst in Wien, später in Paris hunderte von Menschen aus allen sozialen Schichten und erlebten eine kollektive „Magnetisierung“, welche durch optische wie akustische Effekte noch gesteigert wurde.

Mit den Erfolgen wuchsen aber auch die Anfeindungen und führten schließlich zu Mesmers Rückzug ins Privatleben. Nichtsdestotrotz breiteten sich Varianten des „Mesmerismus“ während des 19. Jahrhunderts bis nach Amerika aus und beeinflussten Bewegungen wie Theosophie oder Spiritismus. Zu den Mesmeristen beziehungsweise Spiritisten zählten anfänglich auch die Begründer von Osteopathie und Chiropraktik.

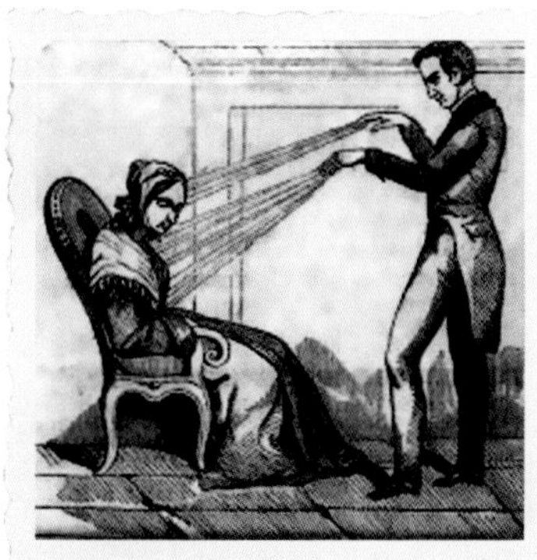

Wenden wir uns noch einmal der Lehre Mesmers zu: Sie besagt, dass magnetische Kräfte in naher Umgebung des Patienten, übermittelt durch ein Fluidum, die „Allflut“ des ihm innewohnenden Magnetismus ins Gleichgewicht bringen könnten. Die Bezeichnung „animalischer Magnetismus“ verstand Mesmer als Gegenbegriff zum „mineralischen Magnetismus“, vermutlich aber auch als Analogie zur „animalischen Elektrizität“ des italienischen Anatomieprofessors Luigi Galvani (1737 – 1798).

Luigi Galvani und das elektrische Wesen Mensch

Der Einsatz des Elektromagnetismus zu Heilzwecken reicht Jahrtausende zurück. Die älteste Überlieferung aus dem Jahr 2750 v. Chr. berichtet, wie Kranke mit den Stromschlägen von Zitteraalen behandelt wurden.

Der Mediziner und Philosoph William Gilbert, Leibarzt der Königin Elisabeth von England, veröffentlichte im Jahre 1600 ein Buch, in dem zum ersten Mal der Begriff „Elektrizität“ in einem medizinischen Zusammenhang genannt wurde. Dieser leitet sich von *elektron*, dem griechischen Wort für Bernstein, her. Bernstein wiederum besitzt eine lange wissenschaftliche Vergangenheit: Thales von Milet, einer der sieben Weisen des Altertums, hatte dieses versteinerte Harz bereits um 400 v. Chr. durch Reiben elektrostatisch aufgeladen.

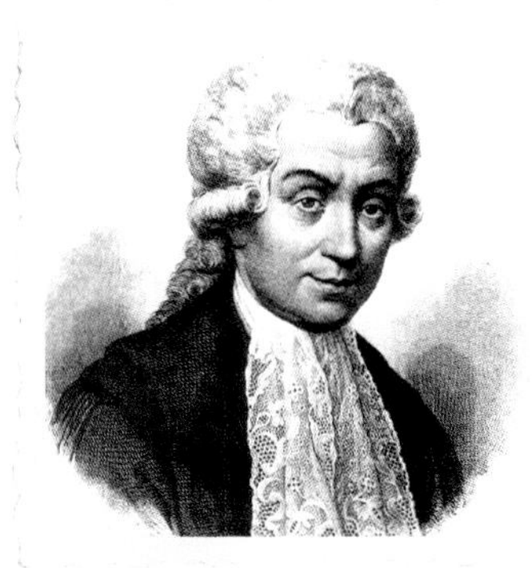

Luigi Galvani

Vieles von dem, was wir heute über Elektrizität wissen, hat der italienische Arzt und Anatom Luigi Galvani (1737 – 1798) erforscht. Der Begriff „galvanisieren" geht, wie man schon ahnen kann, auf ihn zurück. Luigi Galvani hatte aus Experimenten mit Froschschenkeln, die sich bei Metallkontakten zusammenzogen, gefolgert, dass der tierische Körper ein eigenes Elektrizitätsphänomen besitzen müsse. Seinen Ursprungsort vermutete Galvani im Gehirn, von dem aus die Nerven ein „elektrisches Fluidum" – identisch mit dem von vielen Seiten postulierten „Nervenfluidum" – an die Muskeln weiterleiten würden.

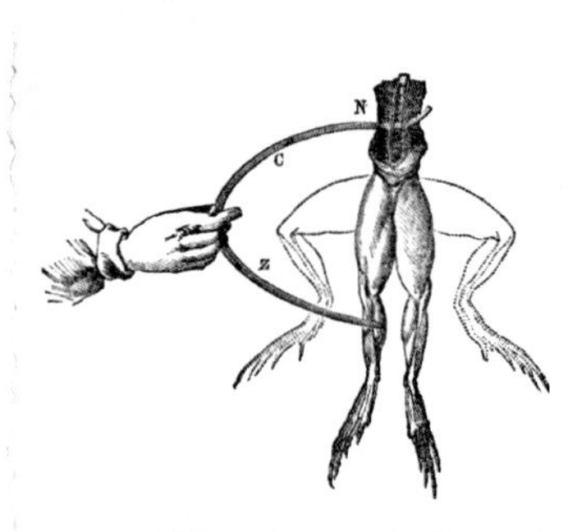

Galvanis 1791 veröffentlichte Theorie der „animalischen Elektrizität" wurde heftig angezweifelt, denn andere Experimente, vor allem diejenigen des Physikprofessors Alessandro Volta (1745 – 1827), deuteten darauf hin, dass Muskelreize eher durch Kontakte zwischen verschiedenen Metallen zustande kämen.

Sieben Jahre später bestätigten jedoch Versuche von anderer Seite die Existenz einer Bioelektrizität neben den bekannten elektrochemischen Phänomenen. Da Elektrizität somit in der belebten wie in der unbelebten Natur nachgewiesen war, wurde sie für viele Forscher die Basis der Naturerklärung. Strittig blieb aber bis zum Anfang des 20. Jahrhunderts die Frage, wie die Nervenleitung genau funktioniere. Als 1921 der letzte Baustein für eine physikalisch-chemische Erklärung geliefert werden konnte, schien das „Nervenfluidum“ endgültig Fiktion geworden zu sein.

Bereits 60 Jahre früher, im Jahre 1864, hatte der Physiker James Clerk Maxwell (1831 – 1879) erstmals seine später als „Maxwell-Gleichungen“ berühmt gewordene mathematische Verknüpfung von Elektrizität und Magnetismus veröffentlicht. Maxwell sagte Wellen von schwingenden elektrischen und magnetischen Feldern voraus, die sich mit 300.000 Kilometern pro Sekunde im „Äther“, einem unsichtbaren, aber irgendwie stofflichen Medium, ausbreiten sollten.

Maxwells Annahme, dass diese Ausbreitungsgeschwindigkeit mit derjenigen von Licht identisch sei und Licht als elektromagnetische Welle aufgefasst werden könne, wurde durch Experimente von Heinrich Hertz (1857 – 1894) untermauert. Damit war die Grundlage der Funktechnik, eines wesentlichen Bestandteils unserer heutigen Zivilisation, geschaffen.

Wir haben uns leider bisher zu sehr von den Anwendungsmöglichkeiten der Elektrizität in der Technik bestechen lassen und darüber vergessen, dass wir selbst, wie es Galvani entdeckt hatte, elektrische Wesen sind und in einer elektrisch geladenen Umwelt existieren.

Die Medizin hat in den vergangenen 50 Jahren in vielen einzelnen Untersuchungen entdeckt, welch ein kompliziertes Verbundsystem von „Elektrizitätswerken“ ein lebender Organismus ist. Die stärksten elektrischen Energien produziert das Herz als kräftigster Muskel des Körpers. Ansonsten würde kein EKG (Elektrokardiografie) funktionieren. Aber auch das Gehirn und alle Nerven, Muskeln, Drüsen und Organe erzeugen elektrische Stromimpulse. Die Elektroenzephalografie (EEG) ist eine weitere Methode der medizinischen

Diagnostik. Bei ihr wird die summierte elektrischen Aktivität des Gehirns durch Aufzeichnung der Spannungsschwankungen an der Kopfoberfläche gemessen.

Das Elektroenzephalogramm (ebenfalls EEG abgekürzt) ist die grafische Darstellung dieser Schwankungen. Das EEG, die Elektroneurografie (ENG) und die Elektromyografie (EMG) sind standardmäßige Untersuchungsmethoden in der Neurologie.

Bis in die einzelnen Bausteine des Körpers, den Zellen, lässt sich der elektrische Ladungsaustausch beobachten. Im Ruhezustand enthält jede Zelle in ihrem Innern elektrisch geladene Kalium-Atome, außerhalb im Zwischenzellgewebe geladene Natrium-Atome. Wird die Zelle erregt, dann wechseln die Atome ihre Ladungen, und so verändert sich die elektrische Spannung in den Zellen.

Wir Menschen leben darüber hinaus nicht in einer elektrisch neutralen Umgebung. Auch die Bausteine der Luft wechseln ihren Spannungszustand und ihre Ladung sehr oft, meistens bei einem Witterungsumschlag. Jede Änderung der elektrischen Ladung der Luft-Teilchen wirkt sich auch auf die elektrischen Ladungen der Atome im Organismus aus. Dass hierdurch unser Körper, und noch besonders der kranke, gewaltig beeinflusst wird, liegt auf der Hand.

Anionen – die Vitamine der Luft

Warum fühlen wir uns bei sonnigem Wetter am Strand, im Wald, auf den Bergen oder in der Nähe eines Wasserfalls so wohl? An diesen Orten ist die Luft reich an Ionen mit negativer Ladung.

Ionen sind elektrisch positiv (Kationen) bzw. negativ (Anionen) geladene Atome oder Moleküle (Zusammensetzungen aus Atomen). In der Luft befinden sich beide Arten, wenn auch nur in geringer Menge. Wichtig ist ein ausgewogenes Verhältnis. In sauberer Landluft sind etwa 1.000 bis 2.000 negativ geladene Anionen (auch als Minus-Ionen bezeichnet) pro Kubikzentimeter (cm^3) Luft enthalten.

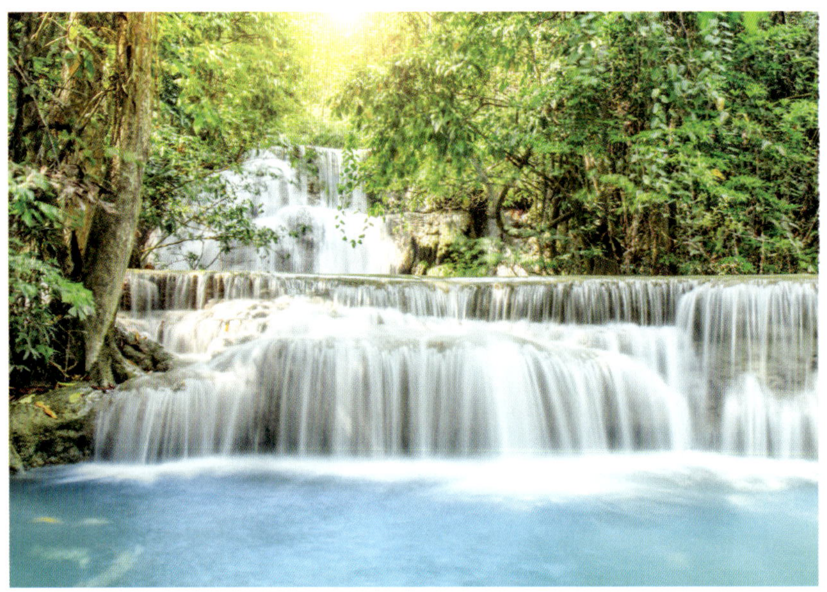

Am Meer oder in einem Nadelwald kann man ca. 3.000 bis 4.000 Anionen pro cm^3 messen. Menschen, Tiere und Pflanzen fühlen sich in dieser Luft wohl. In geschlossenen Räumen sind oft nur 100 bis 400 Anionen pro cm^3 Luft messbar, was unserem Wohlbefinden und unserer Gesundheit nicht zuträglich ist. Seit vielen Jahren werden daher Ionisatoren für Büro-, Wohn- und Schlafräume verkauft. Fast alle produzieren dabei als Nebenprodukt Ozon, was für die Atemwege nachteilig ist. Sinnvoller ist es allemal, in den Wald zu gehen. Bekannt sind auch die sogenannten Blue Zones (Blaue Zonen). Das sind Gegenden, wo sich die Menschen im hohen Alter einer guten Gesundheit erfreuen. Die Blue Zones liegen interessanterweise fast alle am Meer: Okinawa (Japan), Sardinien, Costa Rica und Ikaria (Griechenland).

Möglicherweise ist das lange Leben der Menschen in den Blauen Zonen nicht nur auf die bessere Ernährung und den stressfreien Alltag, sondern auch auf die negative Luftladung zurückzuführen. Dort wird das Herz als stärkstes Elektrizitätswerk des Körpers am besten entlastet. Die Luft wirkt dann wie ein Verstärker der winzigen

Stromimpulse der Herzmuskelfasern. Das Herz hat also bei gleicher Leistung weniger Arbeit zu bewältigen.

Die Biometeorologie hat seit den 1920er-Jahren in statistischen Massenuntersuchungen verblüffende Zusammenhänge zwischen Wetterfronten und Gesundheitsstörungen aufgedeckt, so bei Schlaflosigkeit, Lungenembolie, Thrombose, Herz- und Kreislaufkrankheiten. Unser Wetter kann mit großer Wahrscheinlichkeit die Psyche und über das vegetative Nervensystem den gesamten Organismus beeinflussen.

Der elektrische Hausarzt

Vor rund 120 Jahren baute eine Firma in Deutschland in großem Stil galvanische Feinstromgeräte. Bekannt wurde diese energiemedizinische Behandlung durch den Arzt J. P. Moser.

Er betrieb über 45 Jahre lang in Frankfurt eine homöopathische Praxis. Im Laufe seiner ärztlichen Tätigkeit stieß er auf die galvanischen Feinstromgeräte.

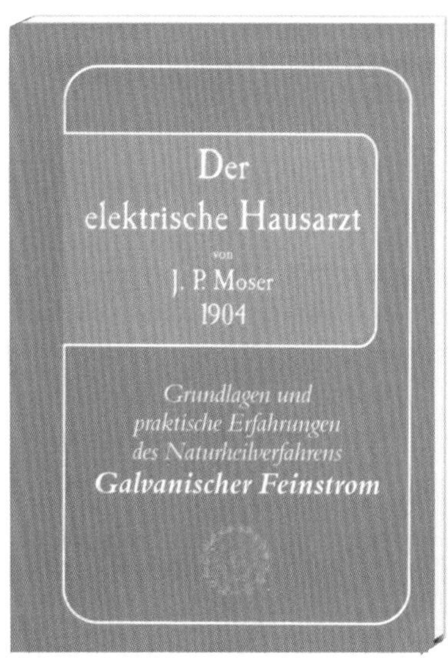

Zum damaligen Zeitpunkt waren solche Apparate schon seit mehr als 25 Jahren in Kliniken und Praxen bewährt. Es gab etliche Bücher von Ärzten über diese Technologie, darunter Mosers Buch mit dem Titel „Der elektrische Hausarzt“.

Das Buch ist heute noch im Nachdruck erhältlich. Die damalige Sprache ist gewöhnungsbedürftig. Wie Thomas Mann schreibt Moser Sätze, die teilweise über eine halbe Seite gehen. Anstrengend zu lesen, aber allemal faszinierend.

Sein Werk verdeutlicht, dass vor über 120 Jahren Energiemedizin in Arztpraxen, aber auch zuhause erfolgreich angewendet wurde. Ein Blick in das Inhaltsverzeichnis zeigt, bei welchen Erkrankungen: Haut-, Kopf-, Hals-, Brust-, Magen- und Bauchleiden.

Auch bei Rheuma, Gicht, Verletzungen, Verbrennungen, Eiterungen, Brüchen und Erfrierungen gab es Heilerfolge. Selbst Krebspatienten konnte Moser in Verbindung mit weiteren Methoden heilen. Darüber hat er ein eigenes Buch verfasst mit dem Titel „55 Heilungen von Krebsleiden“ (Preis damals eine Mark).

Offensichtlich waren seine Heilerfolge nachhaltig. Er schreibt: „Noch gestern sah ich einen 70-jährigen Mann, der vor 14 Jahren an Magenkrebs aufgegeben wurde und von mir geheilt worden ist.“

Neben den Behandlungen mit galvanischem Feinstrom waren homöopathische Hochpotenzen, vegetarische Ernährung und Alkoholverzicht Bestandteile der Therapie für Krebspatienten.

Auf Betäubungsmittel konnte Moser verzichten. „Morphium, Chloralhydrat, Kokain usw. sind nicht nötig. Der herrlichste Schmerzstiller ist der feine elektrische Strom.“

Im Buch von J. P. Moser sind auch rund 200 Heilungsberichte von seinen Patienten enthalten. Dazu schreibt Moser: „Leicht könnte ich noch hunderte solcher schönen Erfolge berichten. Wem aber 200 nicht genügen, dem helfen auch weitere nicht zum Glauben. Man muss eben selbst die wunderbaren Wirkungen der neuen elektrischen Behandlung erlebt haben, um sie voll glauben zu können! Selbst der kundige Arzt wird so oft durch die raschen Heilungen der elektrischen Heilweise in Erstaunen gesetzt, dass er sie nicht genug rühmen kann.“

Die Geräte, mit denen Moser arbeitete, waren batteriebetrieben. Er war übrigens seinerzeit nicht der einzige Arzt, der über Elektrotherapie schrieb: Dr. med. Th. Elemens veröffentlichte ein Buch mit dem Titel „Über die Heilwirkungen der Elektrizität.“

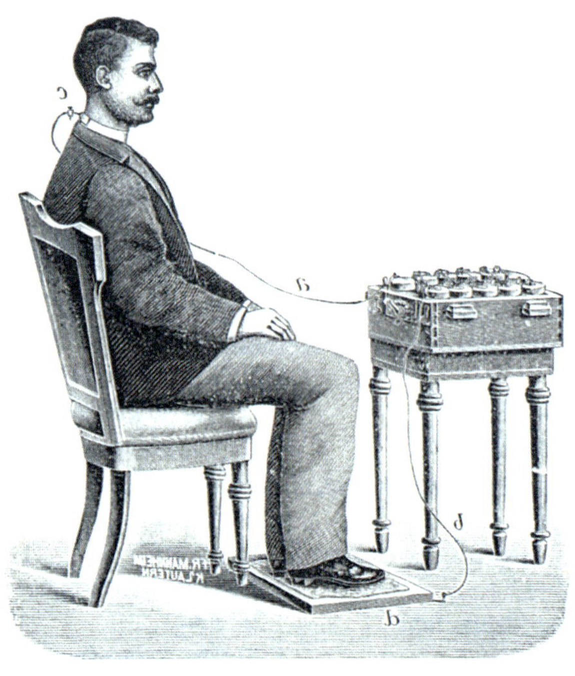

Heilerfolge von J. P. Moser mit galvanischem Feinstrom

- Asthma
- Nasenpolypen
- Durchfall
- Vereiterungen
- Augenleiden
- Rheuma
- Hautkrebs
- Leberleiden
- Darmgeschwüre
- Bettnässen
- Rippenfellentzündung
- Diabetes
- Schlafstörungen
- Verschleimung
- Schwerhörigkeit
- Darmkolik
- Gicht
- Darmentzündungen
- Keuchhusten
- Tuberkulose
- Blasenentzündung
- Tollwut
- Verstopfung
- Lungenentzündungen
- Magengeschwüre
- Gelenkentzündungen
- Wundheilungsstörungen
- Hämorrhoiden
- Zahnschmerzen
- Drüseneiterung
- Kachexie (krankhafte Abmagerung)

Darin versuchte Elemens auch ein Erklärungsmodell für die Wirkung von galvanischen Feinströmen zu liefern: *„Führt nicht jeder Atemzug unfühlbar dem eisenhaltigen Blute den mehr oder weniger elektrisch erregten Sauerstoff unseren Lungen zu, um das Reizmittel für alle Organe zu erneuern, zu erhalten?“*

Was wir frische Luft nennen, die Grundbedingung der Gesundheit und des Lebens, ist eben elektrische Luft, die am frischesten und erquicklichsten nach heftigen Gewittern unseren schlaff gewordenen Organismus stärkt und wieder neu belebt. Wie viele Ärzte schicken ihre nervenschwachen, blutarmen und erholungsbedürftigen Patienten mit jedem kommenden Frühling in die Sommerfrischen auf die hohen Berge und in den grünen, kühlluftigen Wald! Als ob der Genuss der reinen, frischen Wald- und Bergluft die Einatmung des reinen elektrisch erregten Sauerstoffs, fern vom Staub und Dunst großer Städte, keine elektrische Kur wäre?“

Heute, über 100 Jahre später, wissen wir, dass die Aufnahme von freien Elektronen tatsächlich ein wichtiger Faktor für die Gesunderhaltung ist. Über rohe Nahrung nehmen wir sehr viele freie Elektronen auf, deswegen ist Rohkost ein wichtiger Bestandteil einer ausgewogenen Ernährung. Auch Barfußlaufen fördert die Aufnahme freier Elektronen. Der neudeutsche Begriff dafür ist „earthing“ (erden).

Am Strand und auf einer Wiese, die mit Morgentau bedeckt ist, haben wir eine besonders hohe Konzentration an freien Elektronen. Elektrotherapie wirkt unter anderem auch tonisierend. Die Bezeichnung leitet sich ab vom Wort Tonus für „Spannung“. Als tonisierend betrachtet man eine vitalisierende und kräftigende Wirkung, die den gesamten Organismus belebt. Man denkt zuerst an Muskelspannung, aber tatsächlich hat jede eigene Zelle eine elektrische Spannung. Diese ist auch messbar. In einem kranken Organismus liegt die Zellspannung nur bei rund -20 bis -40 Millivolt (mv). Bei einem Gesunden beträgt sie ca. -70 bis -90 Millivolt. Auch im Falle moderner Geräte aus dem Bereich der Energiemedizin, wie der PowerTube, geht es darum, die Zellspannung zu verbessern. Natürlich hat auch die Ernährung hier einen Einfluss. Rohkost, basische Ernährung und die bekannte Öl-Eiweiß-Kost (Quark mit Leinöl) verbessern die gesunde Zellspannung.

Eine weitere Wirkung von galvanischen Geräten ist, dass das Gewebe besser ernährt und die Durchblutung der Organe gefördert wird. Auch das unterstützt die Genesung. Dabei ist nur ein sehr schwacher Stromfluss nötig. J. P. Moser hat immer dafür plädiert, dass die Geräte nicht nur in Arztpraxen, sondern „in jedes Haus gehören, über dessen Türschwelle kranke Menschen gehen".

Richtig! Es gibt fast in jedem Haushalt eine kleine Hausapotheke. Warum nicht auch ein Gerät aus dem Bereich der Energiemedizin?

Vor allem in den USA gab es vor ca. 120 Jahren viele elektromagnetische Hilfsmittel, die gegen allerlei Beschwerden angepriesen wurden. Ein Katalog von 1902 wirbt mit „Elektrobatteriepflastern", „elektrischen Schuheinlagen" oder einem „elektrischen Ring gegen Rheuma". Da diesen Anwendungen keinerlei systematische Untersuchungen zugrunde lagen, wundert es nicht, dass von staatlicher Seite rigoros vorgegangen wurde. Per Gesetz und infolge eines von Wissenschaftlern erstellten Gutachtens kam es ab 1910 in den USA zum allgemeinen Verbot der Elektrotherapie für klinische Zwecke. Alle in Zweifel gezogenen Geräte mussten aus den Arztpraxen verschwinden, ansonsten drohten Gefängnisstrafen.

Lassen wir zum Abschluss dieses Kapitels den deutschen Arzt J. P. Moser noch einmal selbst zusammenfassen: *„Mein Urteil über die neuste elektrische Heilweise, wie ich sie seit 1896 in vielen hunderten von Fällen leichter, schwerer und schwerster Art erprobt habe, ist: Sie ist das Herrlichste, was ich im Laufe meiner nun 45-jährigen Praxis erlebt habe, und ich danke meinem Schöpfer, dass er sie mich hat erleben lassen, mir auch die Kraft verlieh, diese Heilweise verbreiten zu können."*

Energiemedizin in Bildern

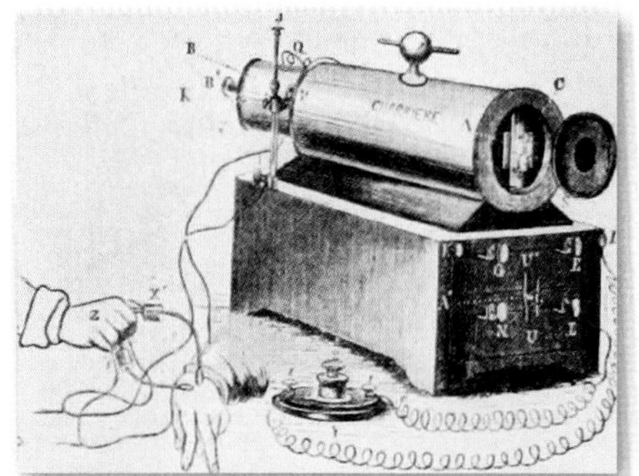

Elektrotherapie- und Diagnosegerät

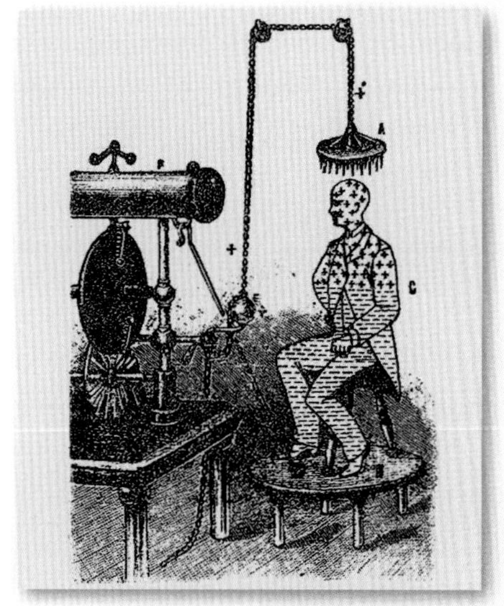

Energiemedizin aus Russland
ca. 1890 - 1907

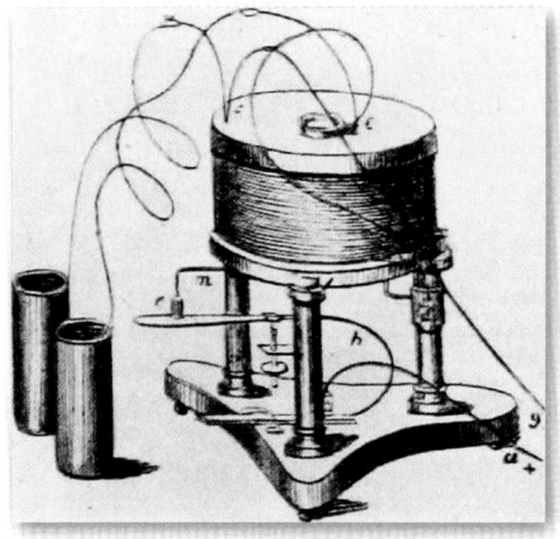

Energiemedizin ca. 1920

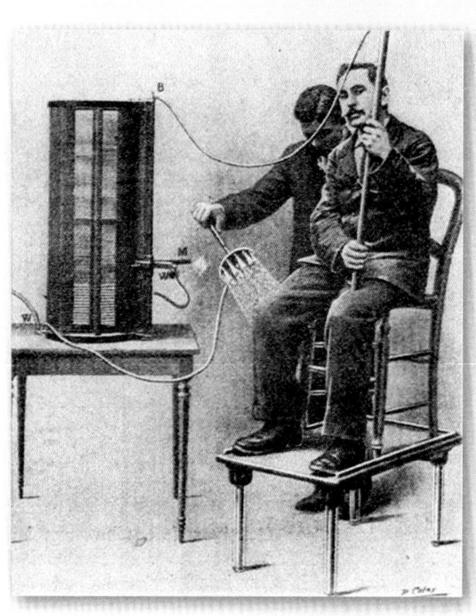

Energiedusche gegen Knieschmerzen

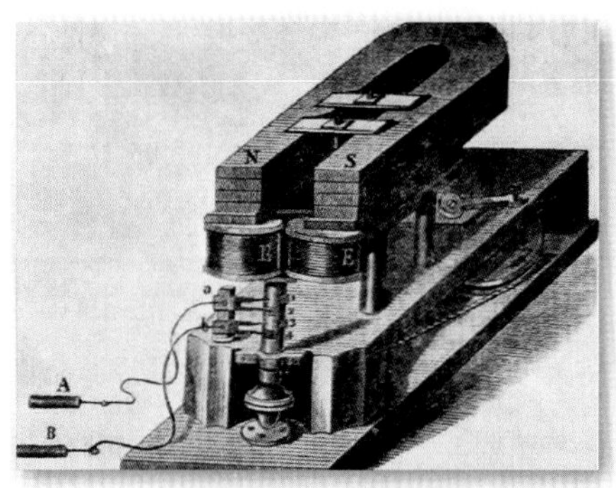

Magnetfeldtherapie ca. 1920

Energiemedizin in Bildern

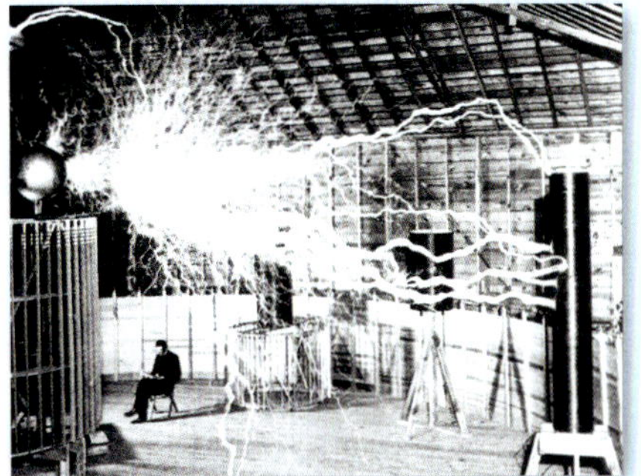

Nikola Tesla in seinem Labor

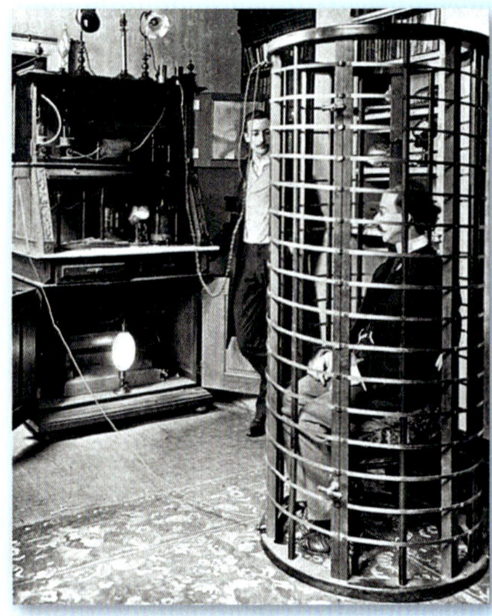

Energiemedizin 1903

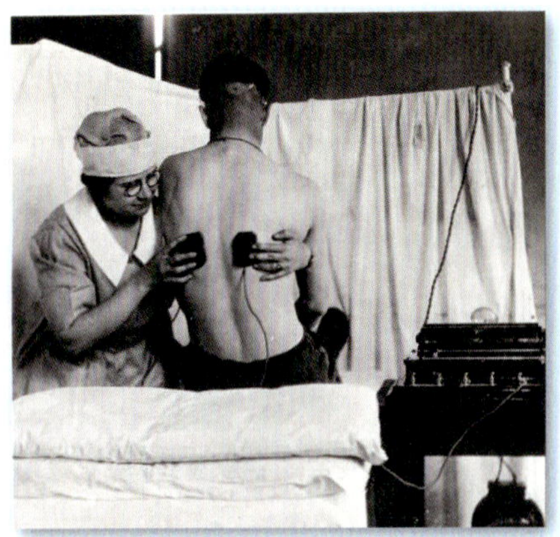

Energiemedizin 1950er-Jahre

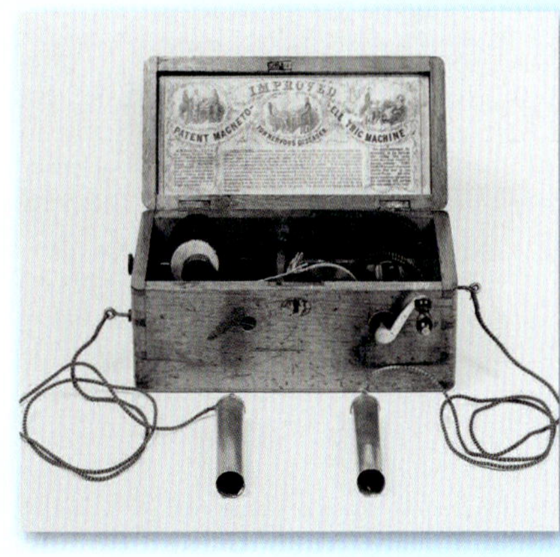

Elektromagnetisches Frequenzgerät ca. 1900

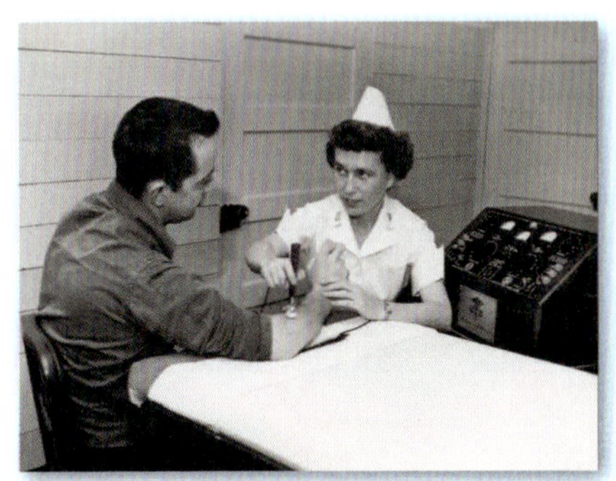

Physiotherapie 1957

Christoph Wilhelm Hufeland und die Lebenskraft

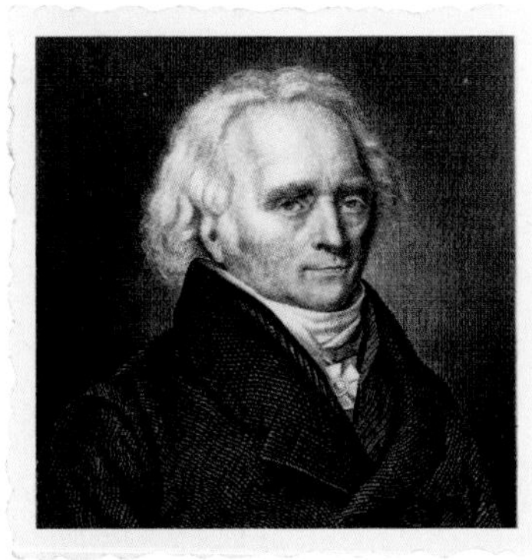
Christoph Wilhelm Hufeland

Der Begriff Lebenskraft wurde durch den Arzt Christoph Wilhelm Hufeland (1762 – 1836) gegen Ende des 18. Jahrhunderts sehr populär. Hufeland war königlicher Leibarzt sowie der Arzt von Goethe und Schiller. Er prägte als Erster den Begriff Makrobiotik, was die Lehre vom langen Leben bedeutet. Nach ihm sind heute Straßen, Kliniken und Apotheken benannt.

Christoph Wilhelm Hufeland stammte aus einer Arztfamilie, sowohl Vater als auch Großvater waren Mediziner. Herzog Carl August von Sachsen-Weimar-Eisenach konnte Christoph Wilhelm Hufeland als Honorarprofessor an die Universität Jena verpflichten. Dort wurden seine Vorlesungen von bis zu 500 Zuhörern begeistert aufgenommen. Damals stellte er sein Lebenskraftkonzept als Grundursache aller Lebensvorgänge und als Selbsterhaltungsprinzip vor. Ähnlich wie bei den Alten Chinesen gab es für ihn nicht eine einzige „Lebenskraft“, sondern:

- eine erhaltende Kraft
- eine regenerierende und neubildende Kraft
- eine besondere Lebenskraft des Blutes
- eine Nervenkraft
- eine Kraft, die eine *allgemeine* Reizfähigkeit des Körpers bewirkt
- eine Kraft, die eine *spezifische* Reizfähigkeit des Körpers bewirkt

In Berlin betreute Hufeland als königlicher Leibarzt die Familie von Friedrich Wilhelm III. Bemerkenswert ist auch, dass er als erster

Arzt und Direktor die Charité in Berlin leitete. Später lehrte er an der neuen Universität als ordentlicher Professor spezielle Pathologie und Therapie. Er wurde Dekan der neuen Medizinischen Fakultät und Mitglied der Königlichen Akademie der Wissenschaften. Im Jahr 1810 wurde Hufeland Mitglied der Gesellschaft für Natur- und Heilkunde in Berlin und gründete die Hufelandsche Gesellschaft, eine medizinisch-chirurgische Vereinigung zur Fortbildung von Ärzten. Er war zu seiner Zeit wohl der bekannteste Arzt in Deutschland, wenn nicht gar in Europa.

Hufeland hatte einen hohen Berufsethos, was durch folgendes Zitat zum Ausdruck kommt: *„Wehe dem Arzte, der Ehr- und Gelderwerb zum Ziel seines Strebens macht. Er wird im ewigen Widerspruch mit sich selbst und seinen Pflichten stehen, er wird seine Hoffnung ewig getäuscht und sein Streben nie befriedigt finden und zuletzt seinen Beruf verwünschen, der ihn nicht lohnt, weil er seinen wahren Lohn nicht kennt.“*

Hufelands intensive Publikationstätigkeit begann 1785 mit *„Mesmer und sein Magnetismus“*, einer Arbeit über Franz Anton Mesmer und dessen Lehre vom „animalischen Magnetismus“. Über Mesmer haben Sie ja bereits nähere Details erfahren.

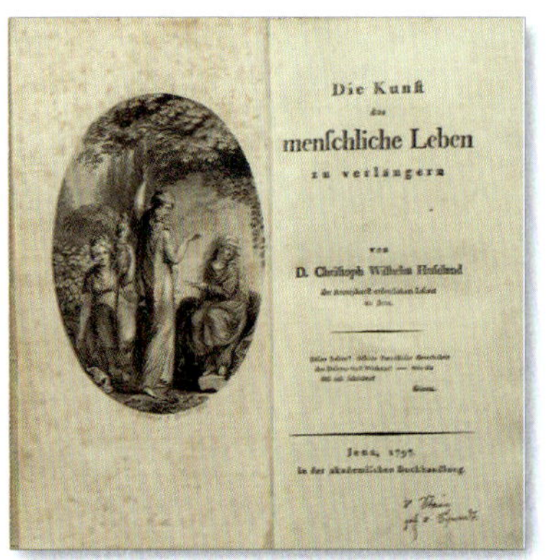

Die Kunst

das

menſchliche Leben

zu verlängern

von

D. Christoph Wilhelm Hufeland

Als erste Buchveröffentlichung erschien von Hufeland eine Abhandlung über die Ausrottung der Pocken. Anschließend folgten zahlreiche Schriften zum Thema Gesundheitspflege, darunter sein Hauptwerk *„Die Kunst, das menschliche Leben zu verlängern“*, in dem eine besondere Ernährung und ein harmonischer Lebensstil empfohlen werden.

Seine praktischen Ratschläge für die „Kunst der Lebensverlängerung“ begegnen uns bis heute in unzähligen Variationen, zum Beispiel in

Hufelands Rezept für einen gesunden Schlaf, zu dem unter anderem ein stiller, dunkler Ort und reine Luft gehören. „Alle Sorgen und Taglasten müssen mit den Kleidern abgelegt werden, keine darf mit zu Bette gehen. Es ist nicht genug, physisch zu schlafen, auch der geistige Mensch muss schlafen", ist ein zeitlos gültiger Rat von ihm.

Persönliche Gesundheitsvorsorge spielt in diesem Buch eine große Rolle. Für Hufeland hat jeder Mensch eine bestimmte Lebenskraft, die bestmöglich zu erhalten sei. Um dies zu erreichen, riet er zu Maßregeln, die man auch heute zur guten Lebensführung empfehlen würde, etwa nicht zu viel zu rauchen und übermäßigen Alkoholgenuss zu vermeiden, frische Luft und viel Bewegung. Sein Credo war: „Vorbeugen ist besser als Heilen."

Er schrieb nicht nur Bücher, sondern er gab auch Zeitschriften heraus. Insgesamt zählt das Verzeichnis seiner Schriften rund 400 Titel.

Hufelands medizintheoretischer Ansatz geht, wie bereits erwähnt, von einer Lebenskraft aus. Diese hat er weiter differenziert, verstand sie aber allgemein als Selbsterhaltungsprinzip des Organismus. Durch sein Plädoyer für sanfte Behandlung (im Gegensatz zu einer „heroischen Medizin"), Nutzung der Heilkraft der Natur *(vis medicatrix naturae)* und Anwendung von Ernährungslehre und physikalischer Therapie hatte er großen Einfluss auf die Naturheilkunde ab dem 19. Jahrhundert.

Auch auf den Gebieten der Hydrotherapie, sprich Wasserheilkunde, war Hufeland tätig. In seinem *Journal der practischen Arzneykunde* bot er den medizinischen Strömungen seiner Zeit ein Diskussionsforum. Dort erschienen z. B. zahlreiche Artikel von Samuel Hahnemann, des Begründers der Homöopathie.

Zweifelsohne hat Hufeland bis heute einen großen Einfluss auf die Entwicklung der Naturheilkunde und der ganzheitlichen Medizin. Seit etlichen Jahrzehnten gibt es eine Hufeland-Stiftung, welche von 1960 an den Hufeland-Preis für die „beste Arbeit auf dem Gebiet der Präventivmedizin" verleiht. 1975 wurde die Hufelandgesellschaft gegründet, der Dachverband von Ärztegesellschaften für Naturheilkunde und Komplementärmedizin. Heute existieren mehrere Hufeland-Kliniken.

Hufelands ständiger Leitsatz war das Hippokrates-Zitat „Der Arzt hilft, die Natur heilt". Mit einer Portion Humor erhält man auch eine Abwandlung dieser Lebensweisheit: „Die Natur lässt genesen, der Arzt kassiert die Spesen".

Royal Raymond Rife – Heilen mit Frequenzen

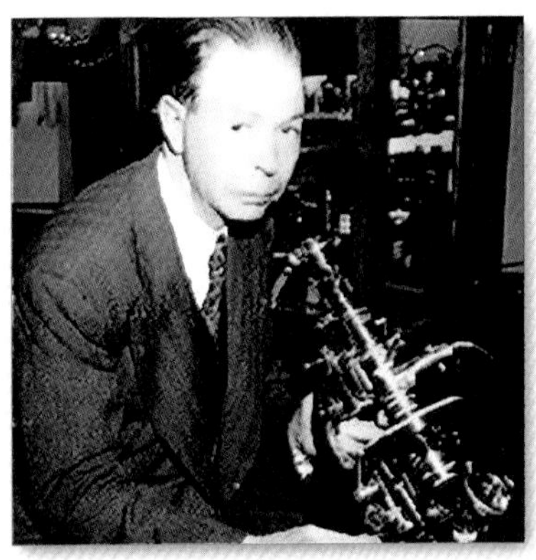

Royal Raymond Rife

Royal Raymond Rife (1888 – 1971), ein amerikanischer Autodidakt, hat durch zwei Arten von ErfindungenTechnikgeschichtegeschrieben.

Zum einen gelang ihm ab 1920 der Bau mehrerer Lichtmikroskope, deren Vergrößerung und Auflösung die bis dahin bekannten Grenzen für derartige Mikroskoptypen bei weitem übertrafen. Außerdem entwickelte er im selben Zeitraum zur Behandlung von Infektionskrankheiten Frequenzgeräte, mit denen spektakuläre Erfolge erzielt werden konnten.

Rife konstruierte ursprünglich ein Gerät, das mit einer Plasmaröhre arbeitete. In den 1950er-Jahren entwickelte er mit dem Techniker John Crane eine neue Art von Frequenztherapiegerät, welches mittels auf dem Körper angebrachter Elektroden elektromagnetische Resonanzwellen in den Körper sandte.

Rifes grundlegende Annahme bei der Entwicklung von Frequenzgeräten war, dass an der Entstehung von Krankheiten meist auch Bakterien, Viren und Parasiten beteiligt sind. Über Jahrzehnte hinweg untersuchte Rife die für jede Krankheit typischen Erreger. Er stellte fest, dass jeder Virus und jedes Bakterium in seinem ureigenen Frequenzmuster schwingt. Rife setzte dann Krankheitserreger einer nur für sie zerstörerischen Resonanz aus, die er von ihrem eigenen, unverwechselbaren Frequenzmuster ableitete.

Wie kann man sich das vorstellen? Vielleicht haben Sie schon mal gesehen, wie Sängerinnen, die sehr hoch singen können, durch die Resonanzfrequenz Gläser zum Zerplatzen bringen. So wie die Resonanzfrequenz, die ein Weinglas zerbricht, nur diese Art von Glas bersten lassen kann, so zerstören Frequenzen nur Krankheitserreger mit dem genau gleichen Schwingungsmuster.

Rife und seine Mitarbeiter waren überzeugt, zuerst für den Tuberkulose-Bazillus, später dann auch für die Erreger von Typhus, Lepra oder Maul-und-Klauen-Seuche spezifische Frequenzen gefunden zu haben.

Rife dehnte seine Erreger-Frequenz-Theorie später auch auf Krebs aus. 1932 isolierte er aus Krebsgewebe einen Mikroorganismus, den er als „BX-Virus" bezeichnete und den er für die Hauptursache von Krebs hielt. Er brachte das sogenannte BX-Virus in 400 Labortiere ein, erzeugte 400 Tumore und eliminierte sie wieder. Viren als Krebsauslöser? Bis Mitte der 1970er-Jahre wäre man als Arzt in die Rubrik „Scharlatan" eingestuft worden, hätte man dies postuliert.

Das änderte sich erst mit dem deutschen Mediziner Harald zur Hausen. Sein spezielles Forschungsgebiet war die Entstehung von Krebsarten aus Virusinfektionen. Bereits 1976 publizierte er die Hypothese, dass humane Papillomviren (Warzenviren) eine Rolle bei der Entstehung von Gebärmutterhalskrebs (Zervixkarzinom) spielen. Aus dem Verdacht wurde bald experimentell untermauerte wissenschaftliche Gewissheit. Anfang der 1980er-Jahre konnte zur Hausen mit seiner Arbeitsgruppe erstmals die Typen HPV 16 und HPV 18 des humanen Papillomvirus aus an Gebärmutterhalskrebs erkranktem Gewebe isolieren.

2008 wurde Harald zur Hausen der Nobelpreis für Medizin verliehen. Junge Frauen lassen sich heute meist gegen HPV-Viren impfen, doch die Impfungen sind aufgrund ihrer nicht seltenen Nebenwirkungen äußerst umstritten. Rife ging 40 Jahre vorher einen anderen Weg. Er hielt es für sinnvoller, Viren durch seine Frequenztherapie zu zerstören.

1934 kam es zur ersten Behandlung durch Rife von 17 Patienten, welche an unterschiedlichen Formen von Krebs litten und von den Ärzten aufgegeben worden waren. Nach drei Monaten galten 14 von ihnen als klinisch geheilt. In den darauf folgenden Jahren stellten sich an verschiedenen Kliniken weitere außergewöhnliche Erfolge ein, die alle von einem ärztlichen Komitee dokumentiert wurden.

Die anfängliche Kooperationsbereitschaft von ärztlicher Seite änderte sich, nachdem der einflussreiche Berufsverband AMA (American Medical Association) von Rifes Erfolgen sowie den Bemühungen, seine Frequenzgeräte kommerziell zu vertreiben, Wind bekommen hatte. Rife und den Ärzten, die nach seiner Methode arbeiteten, wurde schwer zugesetzt. Das Ganze erinnert an Mafia-Methoden.

Dr. Milbank Johnson, ehemaliger Präsident der südkalifornischen AMA und Fürsprecher von Rife, wurde vergiftet, und seine Dokumente gingen „verloren".

Rifes Labor fiel Brandstiftung und Sabotage zum Opfer. Dr. Nemes, der einige Auszüge aus Rifes Arbeit dupliziert hatte, starb bei einem mysteriösen Brand, der alle seine Forschungsdokumente vernichtete. Ein Feuer ganz ähnlicher Art zerstörte auch das Burnett Lab, das Rifes Arbeit bestätigte.

Morris Fishbein, ein überzeugter Lobbyist der Pharmaindustrie, sorgte für ein brutales Ende von Rifes Karriere und Forschungsarbeit: Er ließ ihm unter dubiosen Anschuldigungen den Prozess machen.

Den Ärzten, die nach Rife behandelten, wurde angedroht, dass man ihnen die ärztliche Zulassung entziehe, wenn sie weiterhin mit der Rife-Therapie arbeiteten. Das Labor, das Rifes Geräte herstellte, ging aus unerklärlichen Gründen in Flammen auf – eine Geschichte wie aus dem Wilden Westen, aber leider wahr. Damit geriet das geniale Erbe Rifes für lange Zeit in Vergessenheit. Rife selbst kam 1971 ums Leben. Alle klinischen Aufzeichnungen seiner Arbeit wurden aus den Archiven der wissenschaftlichen Gemeinde entfernt.

Rife ging es übrigens nicht nur darum, Erreger abzutöten. Eine Reihe von Frequenzen werden in der Rife-Therapie bei verschiedensten Erkrankungen verwendet, um die Gesundheit im Allgemeinen zu unterstützen. Universal-Frequenzen wie 728 Hz, 787 Hz, 880 Hz, 5.000 Hz, 10.000 Hz, 2.008 Hz, 2.127 Hz können bei sehr vielen degenerativen, chronischen und akuten entzündlichen Erkrankungen Linderung oder Heilung bringen. In diesem Zusammenhang scheint es besonders wichtig zu sein, dass ein Gerät möglichst viele Oberwellen erzeugt.

Ohne weitschweifige Spekulationen steht fest, dass Rifes Methoden außergewöhnlich erfolgreich waren und den Bestrebungen mächtiger Interessenverbände zuwider liefen – eine Konstellation, die auch heutzutage keineswegs selten ist. Um den bitteren Nachgeschmack zu mildern, muss jedoch erwähnt werden, dass in den vergangenen Jahren das Interesse an wissenschaftlichen Fragestellungen zu Rifes Lebenswerk wieder aufgeflammt ist. Durchbrüche brauchen eben manchmal etwas länger!

Die Idee, durch Frequenzen pathogene Keime zu zerstören, griffen später die Biologin Hulda Clark und der Arzt Robert Beck auf. Mittels Frequenzen die Selbstheilungskräfte zu stärken und die Entgiftung zu fördern wurde später von dem Schweizer Erfinder Martin Frischknecht in der PowerTube verwirklicht.

Dr. med. Wilhelm Reich und die Orgonenergie

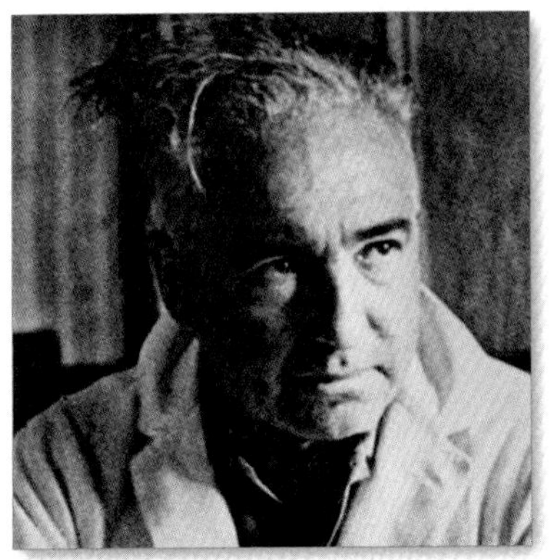

Dr. med. Wilhelm Reich

Der Arzt, Psychiater, Psychoanalytiker und Soziologe Wilhelm Reich (1897 – 1957) prägte den Begriff der Orgonenergie, eine Abkürzung der ursprünglichen Bezeichnung „Organismus-Energie“. Für Reich war diese Lebensenergie verantwortlich für die Gesundheit des Menschen. Der freie Fluss der Lebensenergie kann durch verschiedenste Faktoren blockiert werden.

Als Psychoanalytiker und Schüler von Sigmund Freud wusste Reich, dass seelische Konflikte körperliche Beschwerden zur Folge haben. Nach Reichs Theorie besteht der Sinn der Orgonenergie darin, entstandene muskuläre und nervliche Blockaden zu lösen, womit die darin gebundene Energie freigesetzt wird. Durch jegliche Form von Stress (auch seelischen Stress) kommt der Körper in einen sympathikotonen Zustand. Was bedeutet das?

Unser autonomes Nervensystem besteht aus zwei Polen: Sympathikus und Parasympathikus. Wenn wir aktiv sind, arbeiten, Sport treiben, kämpfen oder flüchten, ist der Sympathikus aktiv. Wenn wir entspannen, verdauen oder schlafen, wird der Parasympathikus erregt. Letzterer ist auch für Regeneration und Heilimpulse zuständig. Wenn wir immer in einem angespannten Zustand leben, sind Regeneration und Heilung nicht möglich.

Zur Gesundheit gehört ein beständiger Wechsel von An- und Entspannung. Wir können auch von einem biologischen Rhythmus sprechen. Der „Orgonakkumulator“ von Wilhelm Reich hat zum Ziel, die Lebensenergie wieder zum Fließen zu bringen. Generell ist dies die Hauptintention der Energiemedizin.

Doch was ist ein Organakkumulator? Wilhelm Reich unterhielt in Oslo, wo er seit 1935 im Exil lebte, ein gut ausgestattetes Labor. Dort entdeckte er unter dem Mikroskop Gebilde, die er als „Bione“ bezeichnete. Er interpretierte diese als *„Energiebläschen, die Übergangsstufen zwischen der leblosen und lebenden Substanz darstellen“*.

Der Arzt war davon überzeugt, dass Meeressand besonders viel „Bione“ enthält. Durch seine Forschungen fand Reich heraus, dass man durch wechselnde Schichten von organischem und anorganischem Material Lebensenergie akkumulieren kann. Er baute daraufhin einen großen Kasten – einen Orgonakkumulator –, in dem Patienten sitzen konnten, um Lebensenergie aufzutanken. Als organisches Material verwendete er Schafwolle, als anorganisches Material dünne Metallplatten in mehreren Schichten übereinander.

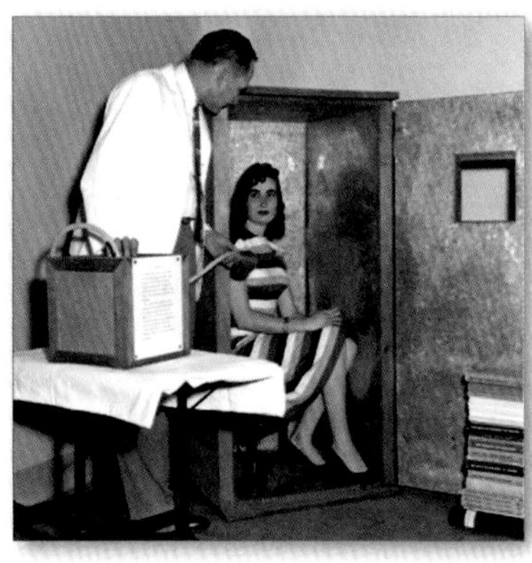
Therapie mit dem Orgonakkumulator

Wilhelm Reich, der 1939 in die USA emigrierte, hatte sicherlich mit Orgonakkumulatoren gute Heilerfolge. Die Tatsache, dass seine Bücher verboten wurden und er mit der Gesundheitsbehörde FDA Probleme bekam, lässt vermuten, dass er der Krankheitsindustrie ein Dorn im Auge war. Ein Gericht in den USA hatte ihm 1955 sogar die Verwendung der Akkumulatoren verboten.

Nachdem ein Mitarbeiter Reichs gegen das gerichtliche Verbot verstoßen hatte, Orgonakkumulatoren über Grenzen der US-Bundesstaaten zu transportieren, wurde Reich 1956 zu einer zweijährigen Haftstrafe verurteilt. Reich trat die Strafe im März 1957 an, ein halbes Jahr später starb er während der Haft. Als Todesursache wurde Herzversagen angegeben. Woran er wirklich starb, wird wohl immer ein Geheimnis bleiben.

In Deutschland arbeitet der Berliner Forscher Professor Bernd Senf seit über drei Jahrzehnten mit Orgonakkumulatoren. Er ist übrigens kein Arzt, sondern Professor für Makroökonomie. Nach seiner Erkenntnis führt die regelmäßige Anwendung des „Lebensenergie-Sammlers" zur Linderung von körperlichen Beschwerden.

Interessant sind Senfs eigene erste Erfahrungen mit der Reich-Technologie vor über 30 Jahren: *„Mir persönlich ging es seinerzeit nicht um die Behandlung einer Krankheit, sondern um die Frage, ob der Akkumulator überhaupt wirkt oder nicht – und ob ich selbst davon etwas spüren kann. Ich hatte das Gefühl, dass es sich – wenn er wirklich in der beschriebenen Weise wirkt und eine bioenergetische Aufladung des Organismus ermöglicht – um eine umwälzende Entdeckung handeln würde. Aber vielleicht war ja auch nur alles Spinnerei, selbst wenn es in sich logisch war. Denn das kannte man ja von verschiedensten Wahnsystemen, dass sie zwar in sich logisch sein können, aber den Kontakt zur Realität verloren haben. Hin- und hergerissen zwischen Neugier, Skepsis und Zweifel begann ich also damit, mich ungefähr eine halbe Stunde lang täglich in den Akkumulator zu setzen.*

Mir wurde zwar innerlich ziemlich warm, und es entstand eine merkwürdige tiefe Ruhe und Entspannung. Ich hatte auch das Gefühl eines leichten Kribbelns vor allem in den Armen und Beinen; und auch das Gefühl, als wäre so etwas wie ein sanfter Schleier oder ein Feld um meinen Körper, besonders ausgeprägt um die Hände, die sich dann größer anfühlten als normal. Außerdem fingen öfter schon kurz nach Beginn der Sitzung mein Magen und meine Därme an zu knurren.

Aber all das konnte natürlich auch damit zusammenhängen, dass ich mich für längere Zeit in einem relativ abgeschlossenen Raum befand, weitgehend von äußeren Reizen abgeschirmt, mich stark auf mich selbst konzentrierte und sich meine Körperwärme im Innenraum staute. Und manche der Körperempfindungen waren mir schon aus Meditationserfahrungen bekannt – auch ohne Orgonakkumulator.

Meine Zweifel an der Wirksamkeit des Akkumulators wurden aber mit der Zeit immer geringer. Erstens wurden die Wirkungen während der Sitzung immer schneller und deutlicher spürbar, und zweitens hielten sie auch noch über die Sitzungen hinaus für mehrere Stunden mehr oder weniger deutlich an. Wenn ich den Akkumulator abends benutzte und mich danach ins Bett legte, hatte ich manchmal ein regelrechtes Schwebegefühl und war noch für Stunden hellwach. Ich hatte sogar den Eindruck, dass meine Träume insgesamt intensiver und klarer wurden. (Viele dieser Erfahrungen wurden mit später von anderen in ähnlicher Weise berichtet.)

Auch hatte sich mein allgemeines Energieniveau nach einigen Wochen regelmäßiger Benutzung deutlich verbessert: Während ich vorher oft unter längeren Phasen von Schlaffheit, Müdigkeit oder Erschöpfung zu leiden hatte, überwog mehr und mehr das Gefühl, insgesamt energievoller und wacher zu sein. Der Orgonakkumulator ist kein Heilmittel für alle Krankheiten. Das hat Wilhelm Reich auch nie behauptet. Bei einigen Krankheitsbildern, wie z.B. Gehirntumoren oder Arteriosklerose, und in Räumen mit hoher Elektrosmog-Belastung sollte auf seine Benutzung sogar lieber verzichtet werden.“

So weit die Erfahrungen von Professor Bernd Senf. Mit der Elektrosmog-Belastung ist das so eine Sache. In Zeiten von der allgegenwärtigen Mobilfunkstrahlung gibt es heute kaum noch Orte, die frei von Elektrosmog sind. Reich selbst hatte festgestellt, dass offensichtlich alle Energien im Orgonakkumulator verstärkt werden – auch pathogene (krankmachende) Energien.

Reich hatte versucht, in einem Akkumulator radioaktives Material unschädlich zu machen. Das hat nicht funktioniert. Im Gegenteil – es traten negative Effekte auf. In der Folge postulierte Reich zusätzlich die Existenz einer „Tödlichen Orgonenergie“ (DOR – deadly orgone energy).

Seit den 1960er-Jahren wurden über 2.000 überirdische Atombombenversuche von den USA und der Sowjetunion durchgeführt. Hinzu kommen die Belastungen von Tschernobyl und Fukushima, obendrauf noch der Mobilfunk. Die 5 G-Technologie, die in den nächsten Jahren eingeführt wird, verbessert die energetische Situation gewiss nicht.

Wilhelm Reich hatte sicherlich eine gut funktionierende Technologie entwickelt. Wenn man sich jedoch näher damit befasst, wird klar, dass diese heute nicht mehr ohne weiteres praktikabel ist – es sei denn, Sie leben weit abseits der Zivilisation wie in Grönland oder im Amazonasgebiet.

Dr. Hulda Clark – Krankheitserreger wegzappen?

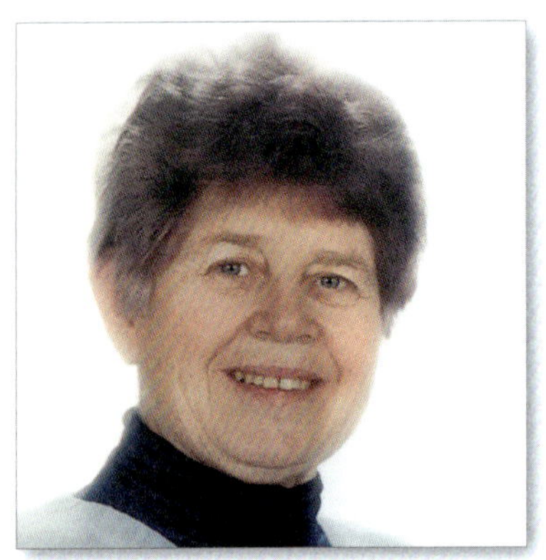

Dr. Hulda Clark

Rifes Idee einer spezifischen „Todesfrequenz" wurde auch von der amerikanischen Biologin und Naturheilkundlerin Dr. Hulda Regehr Clark (1928 – 2009) aufgegriffen. Sie vertrat die Ansicht, dass Parasiten und Umweltgifte die Hauptursachen für chronische Erkrankungen bilden. In ihrem Buch *„The Cure for All Cancers"* schreibt sie dazu: *„Alle Krebse sind gleich. Sie sind alle durch einen Parasiten verursacht. Einen einzigen Parasiten! Es ist der Darmegel des Menschen. Und wenn Sie diesen Parasiten beseitigen, hört der Krebs sofort auf. Das Gewebe normalisiert sich dann. Um Krebs zu bekommen, müssen Sie diesen Parasiten haben."* Diese Aussage ist natürlich zweifelhaft.

Dr. Clark entwickelte umfangreiche Programme zur Abtötung, Reinigung und Entgiftung, zu denen auch das elektrische Zappen gehört. Der Name leitet sich aus der amerikanischen Umgangssprache her und bedeutet so viel wie „abknallen". Dr. Clark verwendete zuerst einen kommerziellen Frequenzgenerator und erstellte Frequenztabellen zur spezifischen Abtötung von Viren, Bakterien und Parasiten. Da selbst gewöhnliche Erkältungspatienten mehrere Erreger aufwiesen, war das Verfahren sehr zeitaufwändig.

1993 baute Dr. Clarks Sohn eine automatisierte Version des Generators, mit der die Anwendungsdauer zwar auf 10 Stunden reduziert, aber noch immer nicht alle Erreger abgetötet werden konnten. Dank einer zufälligen Beobachtung zeigte sich schließlich, dass die Einhaltung des Frequenzbereichs weniger entscheidend sein sollte als die Art des Strompulses. Die erstaunlich hohe mögliche Variationsbreite der Frequenzen begründete Dr. Clark mit der Art des Strom- und Spannungsverlaufes: Diese sei derart widernatürlich, dass Parasiten, Bakterien und Viren nach kurzer Zeit keine Überlebenschancen mehr hätten. Zur dauerhaften Abtötung genüge allerdings ein einzelner Zapp-Durchgang nicht, da Parasiten beim Absterben erneut Bakterien und Viren ausscheiden würden. Zwei weitere siebenminütige Durchgänge seien notwendig, der dritte deswegen, um Restbestände an Viren zu vernichten. Zusammen mit zwei jeweils ungefähr halbstündigen Zwischenpausen beläuft sich daher der Zeitaufwand für eine Anwendung auf ungefähr zwei Stunden, wobei je nach Schwere der Erkrankung die gesamte Dauer mehrere Wochen betragen kann.

Gravierender aber als der zeitliche Nachteil ist die fehlende Erreichbarkeit mancher wichtiger Körperregionen; zu ihnen gehören der Verdauungstrakt oder das Innere von Tumoren. Dr. Clark empfahl für solche Fälle eine Kombination aus eben erläutertem regulären und gezieltem Frequenz-Zappen. Für letzteres wurden 65 verschiedene Programm-Karten entwickelt (alphabetisch von „Akne“ bis „Zysten“).

Begleitend zum Zappen müssen zusätzliche Clark-Therapeutika eingenommen werden, um Krankheiterreger abzutöten. Dazu gehören Schwarzwalnusstinktur sowie Wermut- und Nelkenpulver.

Es ist schon erstaunlich, was man in unserem Darm hin und wieder finden kann: Amöben, Bandwürmer, Fadenwürmer, Peitschenwürmer, Spulwürmer, Madenwürmer, Hakenwürmer und einige mehr. Wermut, der in der Clark-Kur dazu gehört, zählt zu den bittersten Heilpflanzen. Er ist als allgemeine Heilpflanze zur Reinigung und Stärkung des Körpers bekannt. Wie alle bitteren Heilpflanzen unterstützt er vor allem die Verdauungsorgane. Seit Jahrhunderten findet

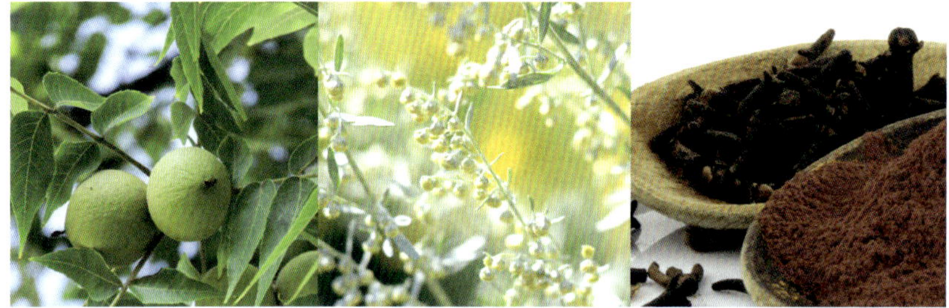

Schwarzwalnuss Wermut Gewürznelkenpulver

der Wermut als Mittel gegen Darmparasiten Verwendung und trägt nicht zuletzt deshalb den Beinamen „Wurmkraut". Auf Englisch heißt Wermut übrigens „wormwood".

Die Schwarzwalnuss ist eine enge Verwandte der europäischen Walnuss, enthält jedoch mehr Gerbstoffe. Die Rinde des Baumes und die grüne Schale der Nüsse werden traditionell von vielen indianischen und asiatischen Völkern zur Austreibung von Würmern und Parasiten verwendet. Medizinisch ist bekannt, dass Schwarzwalnuss-Extrakt das Blut mit Sauerstoff anreichert, wodurch Parasiten abgetötet werden. Bekannt sind auch die Wirkungen gegen Pilzinfektionen. Gewürznelkenpulver tötet laut Dr. Clark die Eier von Parasiten ab und stoppt damit die weitere Vermehrung.

Das Bedenkliche an dem Clark-Zapper ist die Tatsache, dass beim Zappen der pulsierende Gleichstrom einen Ionenfluss im Körper erzeugt, was zu Schmerzen, Verletzungen und einer Schwächung des Immunsystems führen kann. Außerdem wird die Ausgangsspannung durch den Körperwiderstand stark erniedrigt.

Weder zum Zappen nach Dr. Clark noch zur Clark-Theorie im Allgemeinen liegen bis dato Studien vor. Ob Erreger tatsächlich durch Clark-Zapper abgetötet werden können, wurde bisher nur durch wissenschaftlich umstrittene Testverfahren bestätigt. Möglicherweise sind für die Behandlungserfolge andere Effekte verantwortlich, wie etwa die dazugehörige Kräuterkur.

Fazit: Zweifellos verdient Dr. Clarks Pionierarbeit auf dem Gebiet der Parasitenbekämpfung Anerkennung. Abgesehen von den eben aufgezählten Nachteilen des Zapper-Konzeptes gibt es jedoch auch einen allgemeinen Grund, die Behandlungstaktik von „Bekämpfen und Abtöten“, so unausweichlich sie in bestimmten Situationen sein mag, zu überdenken. Eine bessere Strategie könnte darin bestehen, den Körper so zu stärken, dass Parasiten oder sonstige Störfaktoren eine schlechtere oder letztlich gar keine Chance bekommen.

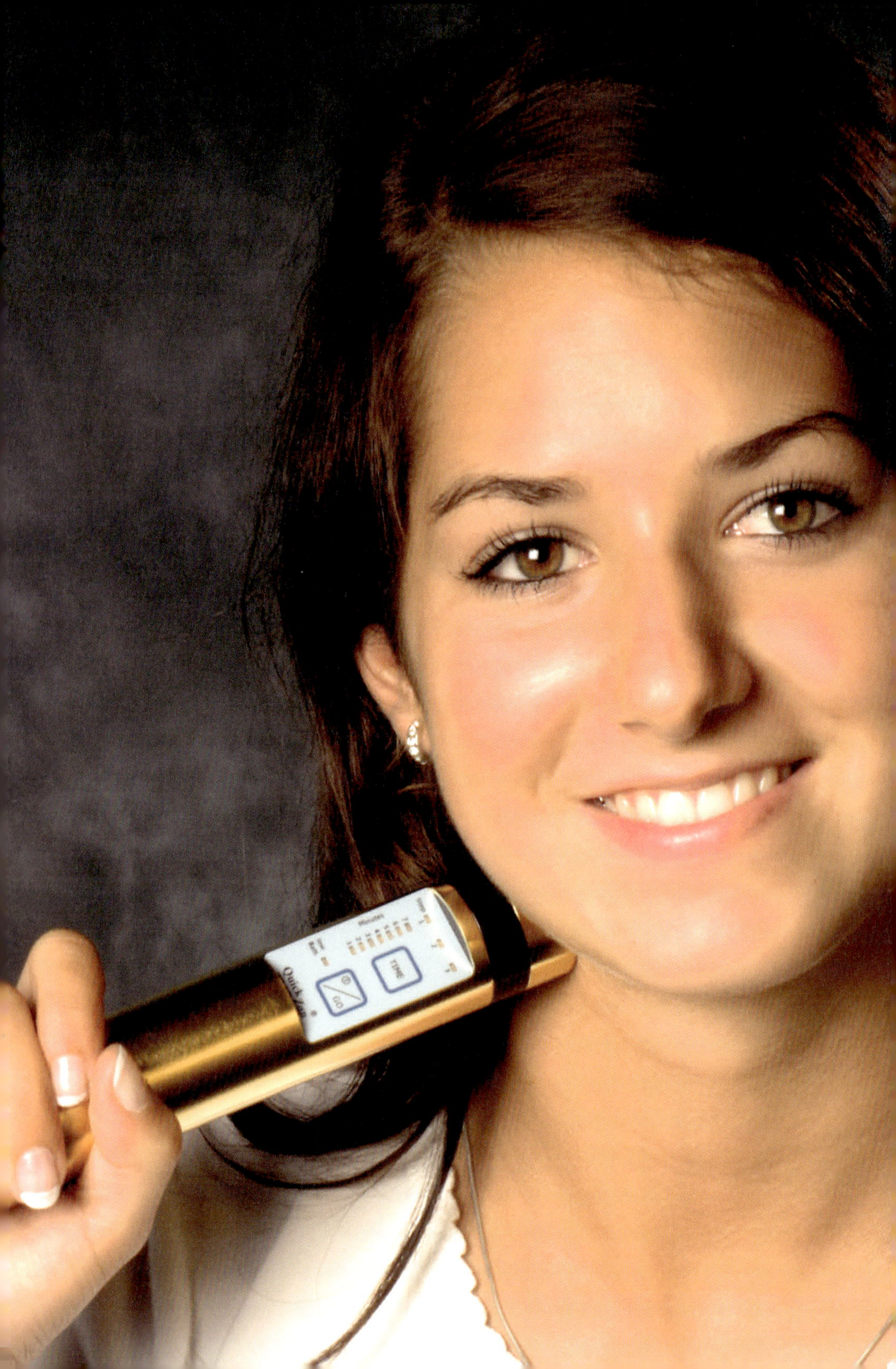
Minutes
TIME
GO

Die Powertube – einfach geniale Energiemedizin

„Alles Große und Edle ist einfacher Art".
(Gottfried Keller)

Auf dem Gebiet der Energiemedizin gibt es inzwischen hunderte Geräte – in allen Preisklassen. Das folgende Kapitel berichtet über ein kleines, handliches Gerät aus der Schweiz: die PowerTube.

Dieses Gerät ist als Medizinprodukt zertifiziert und hat sich seit dem Jahr 2006 bestens bewährt. Es ist sowohl für Therapeuten als auch für Privatanwender geeignet. Die Bedienung ist kinderleicht, die Heilerfolge sind oft phänomenal, wie viele Anwenderberichte zeigen.

Wie in der Einleitung bereits angekündigt, berichten wir nun über die PowerTube, ein handliches, erschwingliches Medizinprodukt, ausführlicher. Es ist ein batteriebetriebenes Frequenzgerät mit drei spezifischen Grundfrequenzen und den dazugehörigen Obertonreihen. Die ersten Vorläufergeräte (FriZap) wurden 1998 gebaut. Mit anderen Worten: Die Technik hat sich seit über 20 Jahren bewährt. Es gibt inzwischen hunderte Erfahrungsberichte, die schriftlich dokumentiert sind. Ein Teil davon, aus dem Jahr 2019, werden ab Seite 122 veröffentlicht.

Stellen Sie sich einmal folgende Situation vor: Es ist Samstagnachmittag, und die Schmerzen, welche Sie seit Freitagabend im rechten Knie spüren, werden immer stärker. Auf Schmerztabletten haben Sie keine Lust, den Notarzt zu rufen schon gar nicht. „Moment mal“, sagen Sie sich, „hat nicht am letzten Wochenende mein Schulfreund von einem Gerät erzählt, das man ohne Nebenwirkungen bei jeder Art von gesundheitlichen Problemen anwenden kann?“ Kaum gedacht, gehen Sie auch schon zum Telefon und rufen Ihren alten Weggefährten an. Wie es die Fügung will, ist er auch gerade zuhause und ohne Wenn und Aber bereit, Ihnen das Gerät, von dem er so begeistert erzählt hat, für einige Zeit auszuleihen. Sie holen es also bei ihm ab, und sobald Sie wieder in den eigenen vier Wänden sind, probieren Sie es aus – im Abstand von zwei Stunden bis zum Schlafengehen dreimal. Das Schmerzgefühl hat deutlich nachgelassen, Sie schlafen überraschend schnell ein, und nach einigen weiteren Anwendungen im Laufe des Sonntags sind Sie bis zum Abend schmerzfrei und können alle Vorstellungen von Krankenhausaufenthalt und Operation erst einmal fallen lassen.

Zugegeben, diese Geschichte haben wir erfunden. Sie ist aber nicht aus der Luft gegriffen, sondern ein Musterbeispiel für Erste Hilfe, welche die PowerTube zu leisten vermag. Selbstverständlich wollen wir Ihnen damit nicht generell abraten, zum Arzt zu gehen, und es liegt uns auch fern, Ihnen ein Wundermittel anzupreisen. Zwar gibt es zahlreiche Berichte von spektakulären Behandlungserfolgen mit den PowerTube-Geräten, aber mindestens genauso wichtig scheint uns, dass ihre Wirksamkeit durch Studien untermauert worden ist. Der Begriff Tube kommt übrigens aus dem Englischen und bedeutet Röhre.

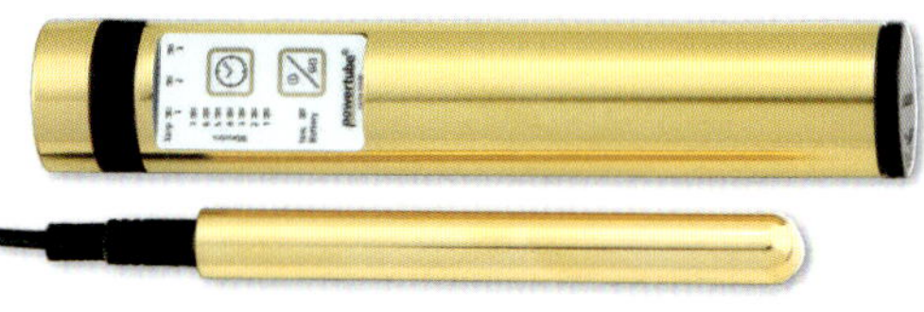
PowerTube Gold

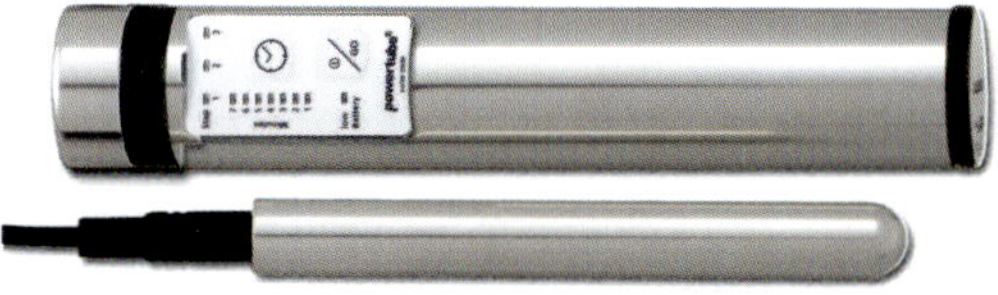
PowerTube Silber

Wer hat's erfunden?

Wahrscheinlich kennen Sie die Werbung für die Ricola-Hustenbonbons. Die zentrale Frage in diesem Werbeclip: „Wer hat's erfunden?" Na klar: ein Schweizer. So ist es auch bei der PowerTube, wobei wir hier gar nicht von Erfindung im Sinne von etwas ganz Neuem sprechen möchten. Wie in vorherigen Kapiteln dargelegt, hat die Frequenztherapie mit Geräten eine Historie, die über 120 Jahre zurückliegt – von den galvanischen Feinstromgeräten über die Apparate von R. R. Rife und Hulda Clark.

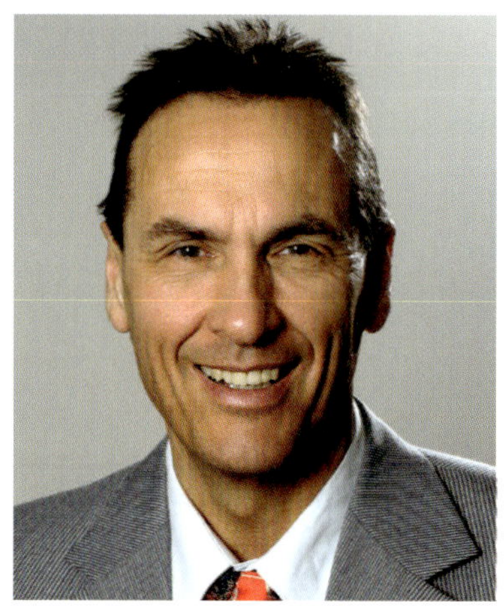
Martin Frischknecht

Der Elektroingenieur Martin Frischknecht aus dem Berner Oberland las 1995 das Buch „The cure of all cancers" von der Biologin Dr. Hulda R. Clark. Darin ist beschrieben, wie man mit einem Frequenzgerät namens „Zapper" Viren, Parasiten und Bakterien abtöten kann. Spontan kaufte sich Martin Frischknecht einen Zapper und sammelte seine ersten Erfahrungen. Zu diesem Zeitpunkt war er aufgrund einer Amalgamvergiftung selbst schwer krank.

Der Begriff Zapper kommt, wie bereits erwähnt, aus dem Amerikanischen und bedeutet abtöten oder abknallen. Da sich Martin Frischknecht auf Grund seiner eigenen Erkrankung sehr für Naturheilkunde interessierte, war ihm der Gedanke, pathogene Keime abzutöten, etwas suspekt. Schließlich kannte er auch das Motto von Antoine Béchamp, dem Gegenspieler von Luis Pasteur, der erkannte: *„Das Bakterium ist nichts, das Milieu ist alles.“*

Martin Frischknecht besaß alle Voraussetzungen, um ein eigenes, besseres Gerät zu entwickeln als die herkömmlichen Zapper. Er lernte sein Handwerk als Elektroniker in einer vierjährigen Ausbildung. Darauf sattelte er später noch ein Fachhochschulstudium als Elektroingenieur auf, welches er 1976 mit einem Diplomabschluss erfolgreich bestand. Zudem ist er seit seiner Jugend Musiker und spielt dutzende Instrumente. Logischerweise versteht er etwas von Elektrotechnik und Frequenzen, Schwingungen, Akkorden, Harmonien etc. Wie erwähnt, brachte er dann 1998 sein erstes eigenes Gerät auf den Markt mit der Bezeichnung *FriZap*. Ein Zapper im klassischen Sinn war dies schon damals nicht. Von Anfang an ging es nicht darum, Keime abzutöten, sondern zu entgiften, die Selbstheilungskräfte zu verbessern, das Energieniveau in den Zellen anzuheben und das Milieu im Organismus zu optimieren.

Das Nachfolgegerät war dann der sogenannte *QuickZap*, und 2003 gelang ihm der große Durchbruch mit der PowerTube, die in einer goldenen und silbernen Version erhältlich ist.

Erst einige Jahre später erfuhr der Erfinder, dass die alten Ägypter vor 5.000 Jahren bereits Heilstäbe aus Silber und Gold hatten, die mit Quarzsand gefüllt waren. Die PowerTube ähnelt diesen, nur dass das Innenleben heute der Technik des 21. Jahrhunderts entspricht. Statt Quarzsand sorgen Quarzoszillatoren für die Erzeugung der heilenden Frequenzen.

Seit 2007 ist die PowerTube als Medizinprodukt zertifiziert. Martin Frischknecht ist selbst der lebende Beweis, dass sein Gerät funktioniert. Vor 40 Jahren litt er unter chronischer Müdigkeit, Konzentrationsschwäche, heftigen Ischias-Schmerzen sowie epileptischen Anfällen, und der Arzt hatte ihm schon den Rollstuhl in Aussicht gestellt. Heute, 30 Jahre später, ist er völlig symptomfrei und fit wie ein Turnschuh. Er feierte im November 2019 seinen 70. Geburtstag. Wenn Sie ihn sehen und erleben, würden Sie ihn gut 15 Jahre jünger schätzen. Er sagt von sich selbst, dass er erst mit 108 Jahren aufhören möchte zu arbeiten.

In der Konstruktion der PowerTube sind Prinzipien des Goldenen Schnittes umgesetzt. Der Goldene Schnitt wird errechnet, indem man eine Strecke in zwei Teile teilt. Der kleinere Teil muss sich zum größeren Teil so verhalten wie der größere Teil zur gesamten Länge der Strecke. Die Zahl des Goldenen Schnitts trägt den Namen Phi oder Tau und beträgt ungefähr 1,62. Diese ergibt sich auch aus der sogenannten Fibonacci-Folge.

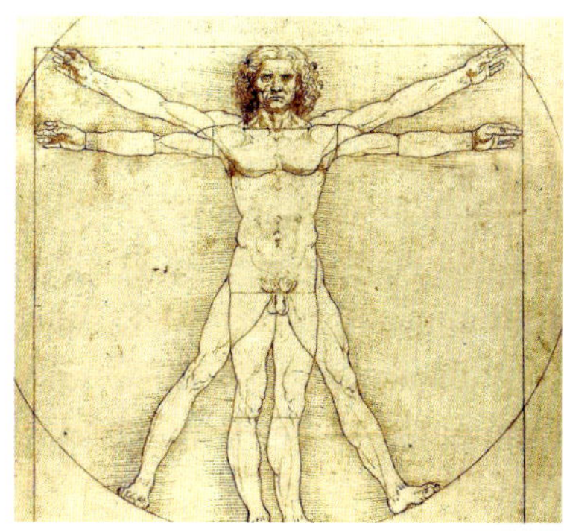

Die Kenntnis des Goldenen Schnittes ist in der mathematischen Literatur seit der Zeit der griechischen Antike nachgewiesen. Der Parthenon in Athen ist danach gebaut. Auch die Proportionen in unserem Körper entsprechen dem Goldenen Schnitt. Leonado da Vinci hat das in einem weltberühmten Bild dargestellt.

In künstlerischer, architektonischer und kunsthandwerklicher Praxis wird der Goldene Schnitt als ein ideales Prinzip ästhetischer Proportionierung bewertet. Das Verhältnis des Goldenen Schnitts ist auch im Design von Bedeutung. Das Apple-Logo und die Form des Porsche 911 entsprechen dem Goldenen Schnitt.

Sogar auch in der Natur, beispielsweise bei der Anordnung von Blättern und in Blütenständen mancher Pflanzen, findet man diese mathematische Konstante wieder.

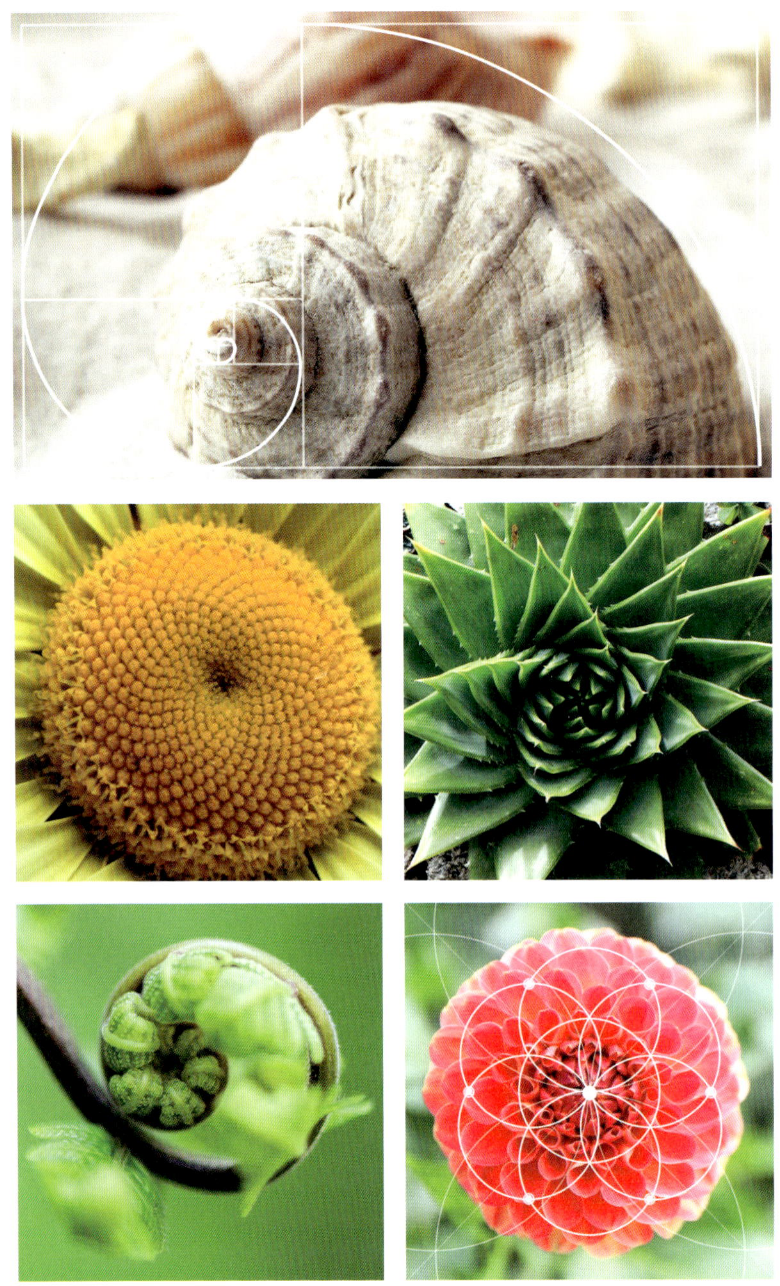

Die Technik in der PowerTube

Die Wirkung der PowerTube beruht auf drei hohen Frequenzen mit den dazugehörigen Obertonfrequenzen. Herkömmliche Zapper erzeugen durch pulsierenden Gleichstrom einen Ionenfluss im Körper. Bei Clark-Zapper-Geräten werden meist Handelektroden aus Kupfer verwendet. Dies hat den Nachteil, dass durch den pulsierenden Gleichstrom Kupfer-Ionen in den Körper gelangen können.

Die folgende Tabelle verdeutlicht die Unterschiede zwischen Clark Zapper und der PowerTube:

Dr. Clarks Zapper	PowerTube
Pulsierender Gleichstrom erzeugt einen Ionenfluss im Körper. Da durch die verwendeten Kupferelektroden ungesunde Kupfer-Ionen in den Körper fließen können, wird das Immunsystem geschwächt.	Durch die symmetrische Wechselspannung entsteht kein Ionenfluss im Körper.
Die Ausgangsspannung ist hochohmig und wird durch den Körperwiderstand stark reduziert. Dadurch wird die volle Wirkung der Obertöne geschmälert und somit der Wirkungsgrad schwächer.	Die Ausgangsspannung ist niederohmig und stabil und wird dadurch optimal aufgenommen.
Die Behandlungszeit beträgt 3 x 7 Minuten mit 2 x 40 Minuten Pause.	Die Behandlungszeit beträgt in der Regel 6 bis 21 Minuten.
Bestimmte Körperbereiche (Darm) werden nicht erreicht.	Der gesamte Körper wird erreicht.
Es gibt keine Auswirkungen auf die Anhebung der Körperenergie.	In kurzer Zeit (ca. 40 Sek.) wird die Körperenergie massiv angehoben und stärkt dadurch den Stoffwechsel und das Immunsystem.

Ein großer Vorteil der PowerTube ist, dass sie mit einer einfachen, handelsüblichen 9-Volt-Batterie betrieben wird. Die Entstehung von Elektrosmogfrequenzen wird somit vermieden. Selbst bei täglicher Nutzung von ca. 21 Minuten hält die Batterie über viele Wochen. Ein weiterer großer Vorteil ist, dass man die Behandlung zuhause durchführen kann. Sie können sogar nebenbei lesen, Musik oder ein Hörbuch hören. Man verliert also durch die Therapie kaum Zeit.

Die drei Grundfrequenzen der PowerTube kann man messen. Ein Arzt und drei Ingenieure aus Deutschland hatten daher versucht, zu Studienzwecken ein Gerät nachzubauen. Schnell stellte man fest, dass die drei Grundfrequenzen nicht ausreichen. Um die vielfältigen positiven Wirkungen auf den Körper zu erzielen, werden auch die dazugehörigen Obertonfrequenzen benötigt. „Unser nachgebautes Studienmodell erzeugt starken Elektrosmog und es hat keinerlei positive therapeutische Wirkung. Das ist für mich rätselhaft," so der Arzt zu Martin Frischknecht.

Man sieht daran: Die PowerTube birgt einige Geheimnisse in sich und nicht nur rationale und funktionale Technik. Wer heilt, hat Recht!

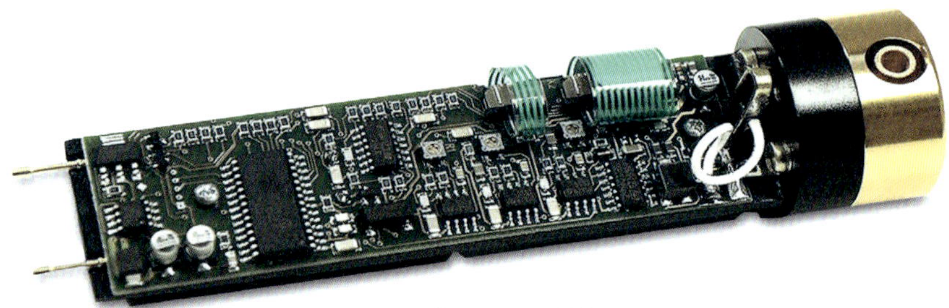

Das „Innenleben" der PowerTube

Gesundheit ist Ordnung

Gesundheit hat sehr viel mit Ordnung zu tun. Das heißt jetzt nicht, dass Sie ihre Wohnung pedantisch aufräumen müssen, um gesund zu sein. Auf zellulärer Ebene jedoch muss Ordnung herrschen. Chaos in den Zellen bedeutet Krankheit und verkürzte Lebenserwartung.

Man muss sich nur mal Folgendes klarmachen: Wir Menschen bestehen aus 70 bis 100 Billionen Zellen. In jeder einzelnen Zelle laufen pro Stunde 30.000 bis 100.000 biochemische Reaktionen ab. Wie soll das ohne ordnende Prinzipien funktionieren?

Selbstverständlich spielt hier unsere Ernährung eine wesentliche Rolle. Deswegen hat Prof. Kollath, ein Pionier der vollwertigen Ernährung, diese in Stufen eingeteilt. Je natürlicher und unbehandelter, desto besser. Konserven, Fertignahrung etc. hat er als „Nahrungsmittel“ bezeichnet. Sie nähren zwar, aber sie schenken kein Leben, keine Gesundheit, keine Ordnung. Im Gegensatz dazu stehen echte „Lebensmittel“, die den Namen auch verdienen: rohe, fermentierte und gekeimte Lebensmittel, Salate, Gemüse, frisches Obst etc.

Der Schweizer Arzt Dr. Max Bircher-Benner (1868 – 1939) formulierte dieses wichtige Prinzip der Ordnung schon einige Jahrzehnte vorher: „Die Nahrung mit dem maximalen Wirkungsvermögen, dem höchsten Heilwert und überraschendem Nährwert aber ist eine richtig zusammengesetzte und zubereitete pflanzliche Rohkost. Ihre Heilwirkung im Zusammenhang mit *geordnetem Leben* grenzt ans Wunderbare. Sie „heilt“ nicht die Krankheit, sondern den Gesamtorganismus, dem sie die Kraft gibt, alles Krankhafte zu überwinden, so es nicht zu spät ist... Sie führt dem Körper nicht nur alle Nährstoffe, Vitamine und Mineralstoffe in einem harmonischen Gleichgewicht zu, sondern auch die höchsten *Organisationswerte*... Deshalb ist die Rohkost die Heilnahrung par excellence, und deshalb kommt sie auch bei jeder Krankheit, heiße sie, wie sie wolle, als Heilmaßnahme ersten Ranges zur Anwendung.“

Mit an Sicherheit grenzender Wahrscheinlichkeit sind es die in der frischen, unbehandelten Nahrung vorkommenden Biophotonen, die regulative und ordnende Funktionen haben.

Der bekannte Biophysiker Prof. Dr. Fritz Albert Popp sagte dazu: *„In den Zellen sitzt das Licht des Lebens und steuert alle wichtigen Abläufe.“*

Biophotonen, die wir übrigens auch über das Sonnenlicht aufnehmen, stellen offenbar ein ganz wesentliches Steuerungselement biologischer Lebensprozesse dar.

In den 1950er-Jahren postulierte der Physik-Nobelpreisträger Erwin Schrödinger, dass ein lebender Organismus permanent Ordnung aus seiner Umgebung aufnimmt. Schrödiger bezeichnete den Menschen auch als „Lichtsäuger“. Hier sind wir wieder bei dem, was frühere Kulturen Lebenskraft, Vis Vitalis, Prana, Mana oder Qi nannten. Diese hat, wie wir wissen, ordnende und regulierende Funktionen.

Genau hier setzt die PowerTube an, wie der Erfinder Martin Frischknecht immer wieder auf seinen Vorträgen betont. Herrscht auf zellulärer Ebene Unordnung und Chaos, ist der freie Energiefluss im Körper behindert.

In der Naturheilkunde ist der Begriff „Energieblockade“ auch ein gebräuchlicher Terminus. Akupunktur ist ein Weg, um die Energie wieder zum Fließen zu bringen. QiGong, Yoga oder Tai Chi sind Körperübungen, die ebenfalls den Zweck haben, Energieblockaden zu lösen und den freien Fluss der Lebensenergie im Körper zu fördern. Die PowerTube hat den gleichen Effekt. Man spart dadurch viel Zeit, und selbst ältere Menschen mit Bewegungseinschränkungen können ohne aufwändige Übungen etwas für ihre Gesundheit tun.

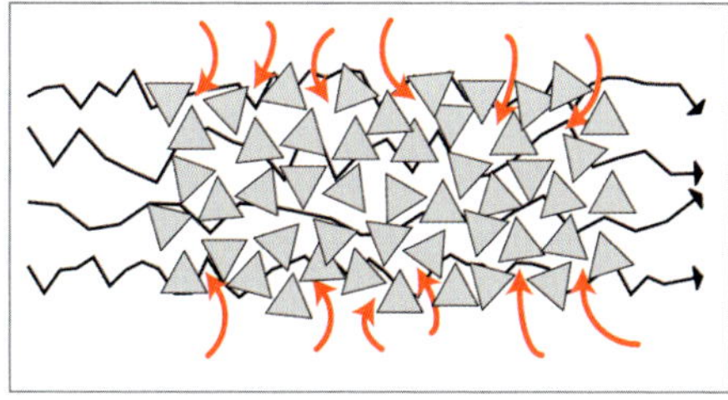

Der Energiedurchfluss durch den Organismus ist gestört bzw. reduziert. Dies kann ganzkörperlich, aber auch in einem kleinen Bereich des Organismus sein. Bei ungeordneten Dreiecken der Wassermoleküle können Fremdmoleküle (rote Pfeile) eindringen und zusätzliche Belastung oder Schmerzen verursachen.

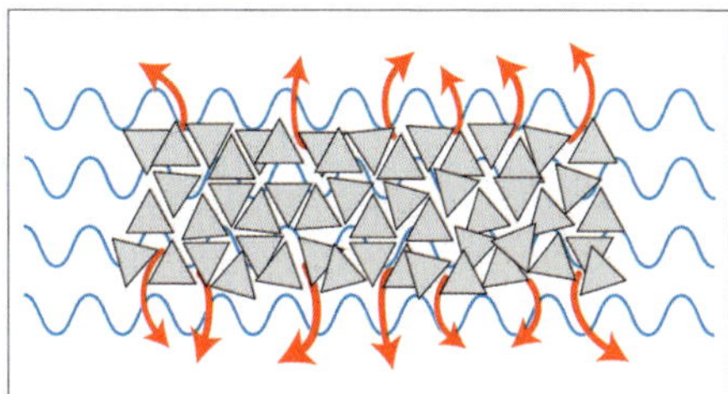

Die PowerTube ordnet die Dreiecke effizient in die richtige Position. Fremdmoleküle werden durch diesen Verdrängungsprozess „herausgepresst", und es kommt zu einer Entgiftung: Die Energie beginnt mehr und mehr zu fließen, und das hat positiven Einfluss auf den Regenerationsprozess.

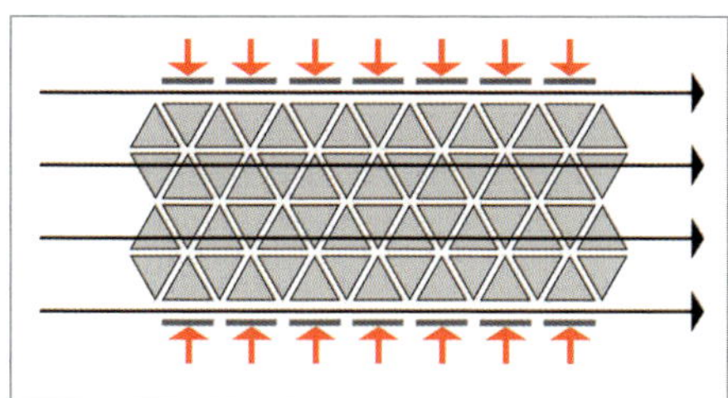

Die Wassermoleküle – als Dreiecke dargestellt – haben ihre endgültige optimale Position erreicht. Die Energie kann wieder ungehindert fließen. Das Immunsystem ist gestärkt.

Die schematische Darstellung auf den Bildern oben könnte nun einige Zweifler zur Aussage kommen lassen: „Also das mit der Ordnung auf zellulärer Ebene ist doch sicherlich etwas weit hergeholt – oder?" Nein, ist es nicht!

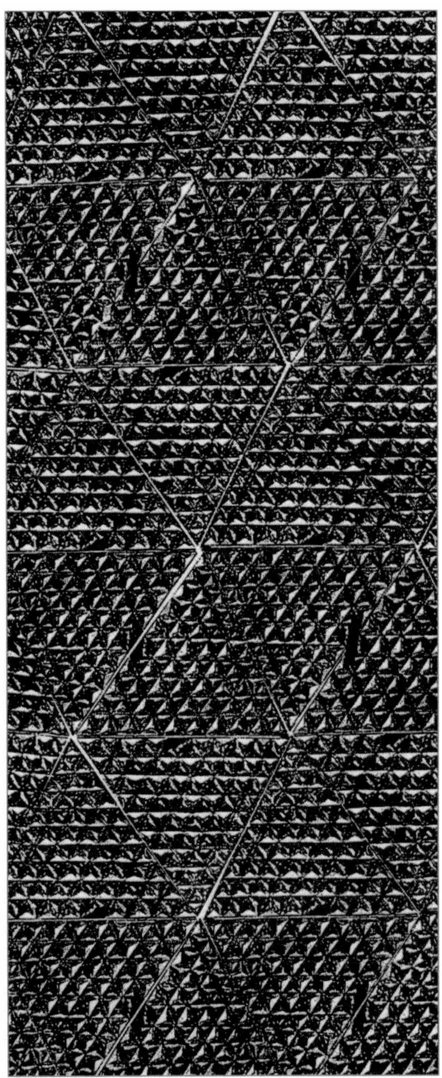

Das Bild links zeigt eine 3D-millionenfache Vergrößergung von H_2O-Molekülen in Mitochondrien. Man erkennt daraus die gleichmäßige Anordnung der Dreiecke. Die Energie eines Körpers fließt durch die Punkte, wo sich jeweils sechs Dreiecke (Hexagramm) treffen. Sind diese Punkte geometrisch nicht exakt ausgerichtet, findet eine Reduktion des Energieflusses statt.

Das Bild muss man sich aber dreidimensional vorstellen. Die Struktur besteht folglich aus lauter Tetraedern, die sich stets wieder in einem Brennpunkt treffen. Und genau um diese Brennpunkte geht es bei der Therapie, wobei es gilt, diese stets neu optimal geometrisch zu positionieren.

Dieses Bild (von G. Merk) hat auch einen mathematischen Zusammenhang mit dem sogenannten Pascal'schen Dreieck. Verschobene Strukturen der Moleküle H_2O wirken reflektierend, also energiehemmend.

Entgiftung – ein wichtiger Schlüssel zur Gesundheit

Seit Beginn der Industriellen Revolution sind wir Menschen einer Vielzahl an Umweltgiften ausgesetzt. Dass diese auch die Entstehung von Krankheiten begünstigen, ist schon lange bekannt. Bereits 1897 wurde beispielsweise entdeckt, dass das als Lösungsmittel in der Gummiindustrie verwendete Benzol das Knochenmark schädigt und Blutarmut auslöst.

Mit dem Sieg der Petrochemie nahm seit dem Zweiten Weltkrieg die Zahl der Giftstoffe rasant zu. Man schätzt, dass zurzeit über sieben Millionen unnatürliche chemische Verbindungen existieren. Jedes Jahr kommen etwa 2.000 neue Schadstoffe hinzu. Die Flut an Toxinen führt zu Krankheiten und zu einer verkürzten Lebenserwartung. Laut dem Umweltbericht des Schweizer Grünen Kreuzes und dem Blacksmith-Institut aus den USA verlieren Menschen, die Umweltgiften ausgesetzt sind, 12,7 Lebensjahre. Die Liste der Toxine ist unendlich lang.

Zu den bekanntesten Vertretern zählen:

- Schwermetalle wie Blei, Quecksilber, Cadmium
- Arsen (Halbmetall)
- Aluminium (Leichtmetall)
- Pestizide (früher DDT, heute Glyphosat)
- Dioxin, Phthalate, PCP und weitere mehr

Giftstoffe, die wir im Laufe der Evolution nicht oder nur in sehr geringen Mengen aufnehmen, kann unser Körper nicht so ohne weiteres loswerden. Sie reichern sich im Körper an. Daher verwundert es nicht, dass die Knochen moderner Menschen 20 – 1000-fach höhere Bleimengen enthalten als die unserer Vorfahren. Der Quecksilbergehalt von Meerestieren hat sich allein von 1977 bis 2002 vervierfacht, ganz zu schweigen von weiteren Schadstoffen wie Mikroplastik. Frankreich und England haben nach 1960 unzählige Fässer mit radioaktivem Müll einfach ins Meer gekippt. Die amerikanische Umweltbehörde hat die bedrohlichen Schadstoffe in einer Rangliste bewertet. Dabei wurden aus Millionen Toxinen die 250 wichtigsten in Bezug auf Verbreitung und Giftigkeit ausgewählt. Platz eins ging an Arsen. Den zweiten Platz belegte Blei, dicht gefolgt von Quecksilber. Dataufch folgten chlororganische Verbindungen wie PVC und PCB, erst danach kommen Cadmium, Dioxin und DDT.

Die Entgiftung des Körpers zu unterstützen ist heute wichtiger denn je. Prof. Dr. Dietrich Grönemeyer (der Bruder von Herbert Grönemeyer) schreibt: „Umweltmedizin und Umweltmedizintechnik werden im 21. Jahrhundert sehr stark an Bedeutung gewinnen." Daran besteht kein Zweifel!

Was bewirken Umweltgifte im Körper?

Zunächst einmal stören sie Stoffwechselprozesse. Diese werden auf energetischer Ebene durch Biophotonen und auf biochemischer Ebene durch Enzyme, Hormone und Neurotransmitter (Nervenbotenstoffe) geregelt. Die drei letztgenannten bestehen aus Proteinverbindungen (Eiweiße) plus Vitaminen, Mineralstoffen und Spurenelementen. Metalle wie Blei, Cadmium oder Quecksilber verdrängen in den Enzymen Selen oder Zink, Bausteine wichtiger Mineralien. Dadurch können Stoffwechsel und Entgiftung nicht ordnungsgemäß ablaufen.

Nahezu alle Giftstoffe fördern im Körper die Entstehung von freien Radikalen. Auch hierdurch wird die Entstehung von Krankheiten gefördert. Etliche Toxine können auch Entzündungsprozesse im Körper auslösen oder verstärken. Hier ist vor allem Aluminium zu nennen. Die Zunahme von Allergien und Autoimmunerkrankungen steigt von Jahr zu Jahr. Auch hier sind Umweltgifte die Hauptverursacher.

Viele Giftstoffe beeinflussen auch unseren Hormonhaushalt. Pestizide, Weichmacher in Plastik, Schwermetalle und andere Toxine sorgen dafür, dass wir manche Hormone (vor allem Östrogene) im Übermaß und von anderen zu wenig produzieren. Seit vielen Jahrzehnten ist bekannt, dass Gifte auch unsere Gene nachhaltig schädigen können.

Krankheiten, die zu einem hohen Prozentsatz auf die ständige Zunahme von Toxinen im Körper zurückzuführen sind:

- Allergien
- Autoimmunerkrankungen
- Multiple Chemikalien-Sensibilität (MCS)
- Morbus Parkinson
- Morbus Alzheimer
- Multiple Sklerose (MS)
- Amyotrophe Lateralsklerose (ALS)
- ADHS
- Autismus
- Krebs

Der Vollständigkeit halber sei erwähnt, dass es sich bei den oben genannten Krankheiten um multifaktorielle Geschehen handelt. Meist sind auch Viren, Borrelien, seelische Konflikte und Mangelzustände mit beteiligt.

Funktioniert Entgiftung nicht automatisch?

„Schlacken gibt es nur im Hochofen ...“, so die Ansicht vieler Ärzte. Manche Medien blasen in das gleiche Horn. Beispielsweise schrieb die Münchner Tageszeitung im Februar 2016 über „Den Mythos von der Entgiftung“. Die Süddeutsche titelte am 30. Januar 2018: „ Warum Entschlackung Unsinn ist“.

Einfach schlecht recherchiert, könnte man da nur sagen. Ja, es stimmt aber nur teilweise. Die schlimmste Lüge ist die Halbwahrheit!

Über Haut, Leber, Nieren und Darm können wir Stoffwechselrückstände wie Harnsäure, Ammoniak etc. in einem bestimmten Rahmen auch wieder ausscheiden. Doch viele Giftstoffe, die Blei, Cadmium,

Quecksilber oder Arsen enthalten, sowie Pestizide und hunderte weitere Toxine lagern sich im Körper ab. Das hat mehrere Gründe:

1.) Unser Körper tut sich schwer damit, Schadstoffe wieder auszuscheiden, mit denen er im Laufe der Evolution nicht konfrontiert war. Blei- und quecksilberhaltige Verbindungen kommen natürlicherweise nur in mehreren hundert Metern Tiefe vor. Höchstens durch einen Vulkanausbruch gelangen sie überhaupt mal an die Erdoberfläche. Durch die industrielle Revolution hat sich dies dramatisch geändert, ganz zu schweigen von synthetischen Stoffen. Allein im Jahr 2000 wurden eine Milliarde Tonnen organische Chemikalien wie Pestizide, Farbstoffe, Flammschutzmittel, Antihaftbeschichtungen, Kunststoffe etc. hergestellt. Welches Organ ist in der Lage, all das zu entgiften?

2.) Unser Körper tut sich relativ leicht damit, wasserlösliche Gifte auszuscheiden. Doch die meisten Toxine wie Pestizide oder Plastik sind fettlöslich, sie lagern sich im Fettgewebe ab.

3.) Befindet sich ein Schadstoff nur im Blut, haben wir gute Chancen, ihn wieder loszuwerden. Gelangen Gifte ins Innere der Zelle, wird es sehr schwierig, diese wieder zu entfernen.

4.) Körpereigene Entgiftung setzt voraus, dass wir die genetische Disposition zu einer guten Entgiftung haben. Dazu muss der Körper auch bestimmte Enzyme wie SOD (Superoxid-Dismutase) und Glutathion produzieren. Auf über 30 Prozent der Bevölkerung trifft das nicht zu. Wenn man verstanden hat, dass es gute und schlechte Entgifter gibt, wird klar, warum manche Menschen mehr und andere weniger unter der zunehmenden Umweltbelastung leiden.

5.) Viele Gifte, allen voran das Quecksilber (hauptsächlich aus Amalgamfüllungen und Meeresfischen), schränken die körpereigene Entgiftungsfähigkeit ein. Dies geschieht primär über die Blockierung der Enzymsysteme.

6.) Rund zehn Prozent aller Frauen und fünf Prozent aller Männer leiden an der Stoffwechselstörung HPU (Hämopyrrollaktamurie) oder KPU (Kryptopyrrolurie). Bei diesem Personenkreis funktioniert die Entgiftung sehr schlecht bis fast überhaupt nicht.

Die körpereigene Entgiftung läuft in drei Phasen ab. In jeder Phase sind spezifische Enzyme beteiligt. Giftstoffe müssen von den Entgiftungsenzymen des Körpers (vor allem in der Leber) umgebaut werden. Dem menschlichen Organismus steht für den Metabolismus dieser Substanzen eine spezifische Enzymausstattung zur Verfügung, die die Neutralisierung und somit die Umwandlung in ausscheidungsfähige Endprodukte ermöglicht.

In der Phase I werden toxische Substanzen mittels verschiedener Cytochrom-P450-Enzyme umgewandelt.

Die Produkte der Phase I sind zumeist aggressiver als das primäre Toxin, so dass die schnelle Entgiftung bzw. Ausscheidung in der Phase II essentiell ist. Damit Phase I der Entgiftung ordnungsgemäß ablaufen kann, werden für die dafür erforderlichen Enzyme folgende Vitalstoffe benötigt: Vitamin A, B2, B3, Folsäure, Vitamin C und E. Auch Magnesium, Kalzium, Eisen, Kupfer, Zink und Selen sind für die Phase I der Entgiftung essentiell.

Europa ist ein Selenmangelgebiet. Viele Vegetarier und Veganer leiden nachweislich an einem Zinkmangel. Vitamin E nehmen wir nur in verschwindend geringen Mengen mit der herkömmlichen Ernährung auf. Das, was an Vitamin C über unser Essen in den Körper gelangt, reicht gerade aus, um Skorbut zu verhindern.

In der Phase II der Entgiftung werden zu den oben genannten Vitalstoffen zusätzlich noch B5, B12 und Folsäure benötigt. Die beiden letztgenannten sind notwendig für die Methylierung, eine wichtige Reaktion im Rahmen der körpereigenen Entgiftung.

Wir sehen also: Entgiftung funktioniert nur mit bestimmten Vitalstoffen, und nicht jeder Mensch ist ein guter Entgifter. Leider gibt es nur sehr wenige Ärzte, die sich sehr gut mit dieser wichtigen Thematik auskennen.

Entgiften mit der PowerTube

Die PowerTube fördert die Entgiftungsfähigkeit unseres Körpers, was durch viele Erfahrungen von Anwendern und Therapeuten belegt ist. Im Jahr 2008 wurde dies auch durch eine Pilotstudie an der Technischen Universität München nachgewiesen. Es standen zehn Probanden zur Verfügung. Alle Ergebnisse waren ähnlich.

Der Studienleiter Prof. Dr. Dr. H. Parlar wählte als Schadstoff Chlorphenole (insbesondere Pentachlorphenol) aus, mit denen praktisch jeder Mensch belastet ist. Diese toxischen Verbindungen stammen u.a. aus Holzschutzmitteln, Herbiziden und Fungiziden. Man kann sie leicht im Blut und im Urin nachweisen.

Als Messinstrument diente ein hochempfindlicher Gaschromatograph. Gemessen wurden das freie Chlorphenol (im Diagramm Abb. unten grün) und metabolisiertes (verstoffwechseltes) Chlorphenolglucuronid (rot). Letzteres kann über den Urin ausgeschieden werden.

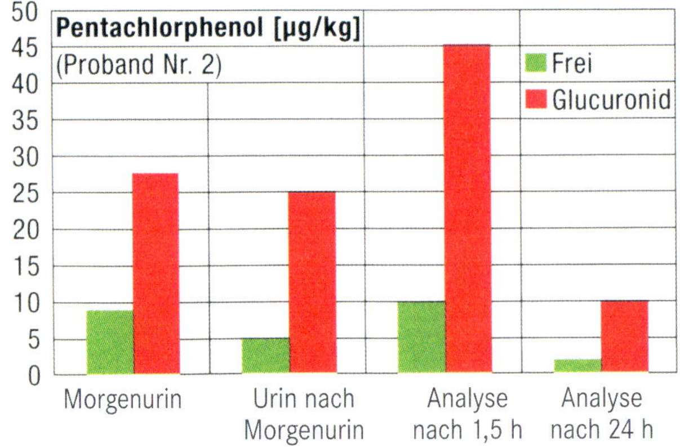

An der TU München konnte die Entgiftungsleistung der PowerTube mittels Ausscheidung eines Umweltgifts belegt werden.

Im Diagramm oben sehen Sie die Auswertung von Proband Nr. 2.

Mit der PowerTube hatten die Teilnehmer der kleinen Studie 21 Minuten therapiert (7 Minuten für jede der drei Frequenzstufen). Vor und nach der Anwendung wurden Blut und Urin auf freies Chlorphenol (grün) und auf Chlorphenolglucuronid (rot) untersucht. 1,5 Stunden und 24 Stunden später wurden Blut und Urin erneut auf die beiden Werte analysiert. Auf dem Diagramm von Proband Nr. 2 sieht man deutlich, dass bereits nach einem Tag beide Werte deutlich gesunken sind.

Noch etwas ist spannend: Der Messwert für das metabolisierte, verstoffwechselte Chlorphenolglucuronid ist 1,5 Stunden nach der Behandlung erst mal deutlich angestiegen. Das bedeutet, dass Toxine, die intrazellulär gespeichert sind, mobilisiert und dann etliche Stunden später über den Urin ausgeschieden werden.

In einer weiteren Anwenderstudie mit 10 Probanden testete Prof. Parlar die Auswirkungen einer Behandlung mit der PowerTube auf die mögliche Reduktion von Cadmium in Blut und Urin. Vor und nach der Behandlung (ebenfalls 21 Minuten) wurden die Blut- und Urinproben auf Cadmium untersucht. Die Ergebnisse zeigten auch hier eine Reduktion von Cadmium bei allen untersuchten Probanden.

Um die Entgiftung nach einer PowerTube-Anwendung zu unterstützen, sind drei Maßnahmen hilfreich:

1.) Viel Wasser (ca. 1,5 – 2 Liter pro Tag) trinken, vorzugsweise mineralarmes Quellwasser.

2.) Bindemittel wie Ballaststoffe, Zeolith oder Chlorella einnehmen.

3.) Leber, Niere und Darm unterstützen. Hier hat sich die Kräutermischung Flor-Essence sehr gut bewährt.

Die zusätzlichen, unterstützenden Maßnahmen sind vor allem in der Anfangsphase sehr wichtig. Nach ca. zwei bis sechs Monaten der Therapie sind die Hilfsmittel nicht mehr täglich nötig.

Noch ein Tipp: Alte und kranke Menschen sollten am Anfang die PowerTube sehr behutsam anwenden. Lieber nur mit 3 Minuten beginnen und von Woche zu Woche langsam steigern.

Entgiftung verbessert die Regulationsfähigkeit

In der Naturheilkunde spielt der Begriff der Homöostase (Fließgleichgewicht) eine wichtige Rolle. Unser Körper muss sich ständig anpassen. Beispielsweise dient die Regulation der Körpertemperatur dazu, den Organismus im Winter zu wärmen oder im Sommer zu kühlen. Bewährte Maßnahmen wie Sauna oder kaltes Duschen helfen, die Regulationsfähigkeit des Körpers zu unterstützen.

Wenn pathogene Keime wie Grippeviren in den Organismus gelangen, muss er ebenfalls darauf reagieren. Das macht er durch Erhöhung der Körpertemperatur (Fieber). Erhöhte Temperatur steigert die Aktivität der Abwehrzellen (Makrophagen), damit diese Bakterien und Viren eliminieren. Fieber ist also nichts, was sofort unterdrückt werden sollte. Es dient der gezielten inneren Anpassung und der Heilung.

Wenn unser Blutzuckerspiegel zu sehr sinkt, können Glucosereserven aus der Leber mobilisiert werden, um den Blutzuckerspiegel zu regulieren. Nachts, wenn es dunkel wird, produziert unser Körper im optimalen Fall das Schlafhormon Melatonin. Unter Stress schüttet der Körper entsprechende Hormone aus, um uns kurzzeitig leistungsfähiger zu machen. Es gäbe noch tausende weitere Beispiele für die ständige körpereigene Anpassung an die Umwelt. Je besser unsere Regulationsfähigkeit, desto stabiler unsere Gesundheit. Aufgrund jahrelanger Erfahrung hat der bekannte Naturarzt Dr. med. Dietrich Klinghardt mehrere Faktoren definiert, die unsere Regulationsfähigkeit einschränken:

- Elektrosmog, Mobilfunkstrahlung, WLAN, etc.
- Allergien und Lebensmittelunverträglichkeiten
- Vitalstoffmangel
- Probleme mit dem Bewegungsapparat
- Störfelder (Narben, tote Zähne)
- Viren, Parasiten, Bakterien
- Seelische Konflikte, Traumata
- Schadstoffe, Gifte

Hieran sieht man, dass die PowerTube vieles verbessern, aber nicht alles lösen kann. Das Gerät unterstützt die Entgiftung, verbessert den Energiehaushalt, gleicht Meridiane aus, hilft, dass wir besser mit Elektrosmog umgehen können. Sie sorgt dafür, dass pathogene Keime und Viren, Borrelien etc. reduziert werden. Man kann jedoch durch die PowerTube keine Vitamine, Mineralstoffe oder sonstige essentielle Vitalstoffe ausgleichen.

Die PowerTube löst auch keine seelischen Konflikte oder Traumata. Hier ist es sinnvoll, auf bewährte Therapien zurückzugreifen. Damit meinen wir nicht, stundenlang auf der Couch zu liegen, in der Kindheit herumzuwühlen und die Schuld für das eigene Versagen im Leben den Eltern zuzuschieben. Das verschlimmert unter Umständen die Probleme noch mehr. Lösungsorientierte Maßnahmen haben sich hier als wesentlich sinnvoller erwiesen. Wenn Sie mehr darüber wissen möchten, dann lesen sie das Buch „Mentalfeldtechniken“ von Dr. med. Dietrich Klinghardt und Amelie Schmeer-Maucher.

Martin Frischknecht, der Entwickler der PowerTube, ist sich natürlich auch bewusst, dass sein Gerät keine seelischen Blockaden lösen kann. Er hat dazu bei einem Schamanen in Mexiko eine spezielle Technik erlernt. Mit Hilfe des Resonanzphänomens wird ein Reflexpunkt im Rücken des Hilfesuchenden ermittelt, denn der Konflikt ist ja im Zellgedächtnis gespeichert. Meist sitzt der Punkt im Bereich der Nieren. Im Volksmund sagen wir ja auch, wenn uns seelisch etwas belastet: „Das geht mir an die Nieren.“

Dann wird der Punkt für zwei bis drei Minuten fest gedrückt. Das ist immer sehr schmerzhaft. Doch wenn der Schmerz nachlässt, ist auch die Energieblockade gelöst. Gerade bei chronischen Rückenschmerzen hat sich diese Instant-Therapie sehr gut bewährt. Martin Frischknecht gibt auch Energieseminare, wenn jemand diese Technik erlernen möchte. Wenn unser Körper entgiftet ist, wir mit allen lebensnotwendigen (essentiellen) Vitalstoffen gut versorgt sind, Elektrosmog und Allergene meiden und die Darmflora in einem guten Zustand ist, können wir uns wesentlich besser anpassen. Unsere Regulationsfähigkeit verbessert sich und damit auch automatisch unser Gesundheitszustand. Die Regulationsfähigkeit kann man messen. Viele Therapeuten nutzen dazu den kinesiologischen Muskeltest.

Es gibt jedoch auch Geräte, um die körperliche und mentale Regulationsfähigkeit zu testen. Seit einigen Jahren haben Wissenschaftler gezeigt, dass die Herzratenvariabilität (HRV) ein geeignetes Messinstrument ist, um die Selbstregulation des Patienten zu messen.

Die HRV beschreibt die Fähigkeit des Herzens, den zeitlichen Abstand von einem Herzschlag zum nächsten laufend zu verändern und sich so flexibel den ständig wechselnden Herausforderungen des Lebens anzupassen. Die HRV ist somit eine computergestützte Messmethode, für die körpereigene Regulationsfähigkeit. Gemessen wird die Herzfrequenz in Millisekunden.

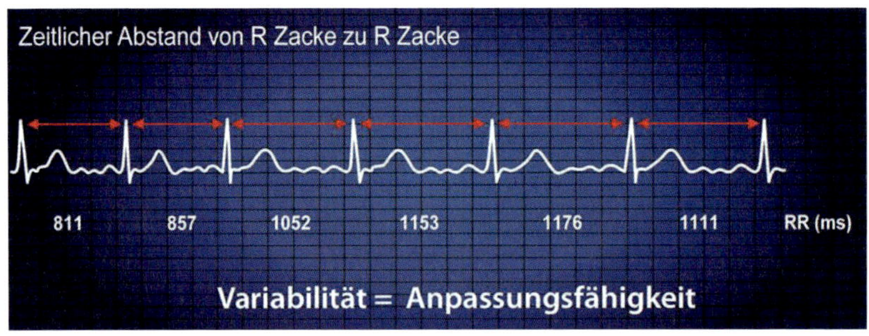

HRV-Messung

Ein normales, gesundes Herz schlägt nicht gleichmäßig wie ein Metronom. Wenn wir die Zeit in Millisekunden zwischen den Herzschlägen messen, gibt es bei gesunden Menschen ständig Variationen.

Schon im 3. Jh. n. Chr. schrieb der Arzt Wang Shu-Ho: „*Wenn der Herzschlag so regelmäßig wie das Klopfen des Spechtes oder das Tröpfeln des Regens auf dem Dach wird, wird der Patient innerhalb von vier Tagen sterben.*“

Heute möchte kaum noch ein Arzt die hohe Kunst der Pulsdiagnostik aus der Traditionellen Chinesischen Medizin lernen. Das ist auch gar nicht notwendig – es gibt gute Geräte für HRV-Messungen (Kosten ca. 4.500 €, Info unter Telefon 07529/973730).

Die klinische Relevanz der HRV wurde 1963 in der wissenschaftlichen Literatur erstmals beschrieben. Die HRV wird durch das autonome Nervensystem und dessen sympathische und parasympathische Zweige reguliert. Der Sympathikus ist bei Stress aktiv („kämpfen" oder „flüchten"). Er hilft uns, aktiv und leistungsbereit zu sein. Sind wir in einem sympathikotonen Zustand, setzt unser Körper Stresshormone frei, erhöht die Herzfrequenz und den Blutdruck. Die Herzratenvariabilität ist aber verringert.

Anders, wenn wir entspannt sind. Die HRV ist erhöht, wir können besser regenerieren. Ein Therapeut, der sich mit HRV-Messungen auskennt, vermag viel über den Gesundheits- und Vitalzustand eines Patienten auszusagen. Krankheiten können in einem sehr frühen Stadium erkannt werden. Zusätzlich können die Ärzte und Heilpraktiker, welche mit HRV arbeiten, den Erfolg ihrer therapeutischen Interventionen sofort nachprüfen – wenige Minuten nach einer Behandlung!

Regulationsdiagnostik nach Prof. Dr. Fritz-Albert Popp (RDP)

Der RDP-Methode liegt die These zugrunde, dass Krankheiten stets Störungen eines übergeordneten Regulationssystems sind. Entsprechende Geräte sind innerhalb von Minuten imstande, reproduzierbare Aussagen über die Regulationsfähigkeit eines Organismus – seine energetische „Spannkraft" und gesundheitliche „Elastizität" – zu treffen.

Mit Hilfe einer Federstiftelektrode, über die der Auflagedruck konstant gehalten werden kann, erhält man in zufälliger Verteilung 1.000 verschiedene Hautwiderstandswerte. Dabei entfallen jeweils fünfhundert Werte auf beide Handinnenflächen sowie auf die sogenannten Nagelfalzpunkte des EAV-Systems (Elektroakupunktur nach Dr. Voll). Aus den gesammelten Daten wird eine mathematische Häufigkeitsverteilung erstellt, die bei gesunden Personen ein anderes charakteristisches Profil als bei kranken aufweist.

Anschließend werden über weitere mathematische Auswertungen fünf Faktoren ermittelt, die eine differenzierte Beurteilung des

Gesundheitszustandes ermöglichen: 1) allgemeine Regulation, 2) energetische Blockaden, 3) Balance zwischen linker und rechter Körperhälfte, 4) Entgiftungsgrad des Bindegewebes, 5) energetisches Gesamtniveau.

Es versteht sich von selbst, dass schulmedizinische Untersuchungen durch eine RDP-Analyse nicht hinfällig werden. Die Kombination aus ganzheitlicher Perspektive und „High Tech“ macht sie jedoch zu einer interessanten Diagnosehilfe.

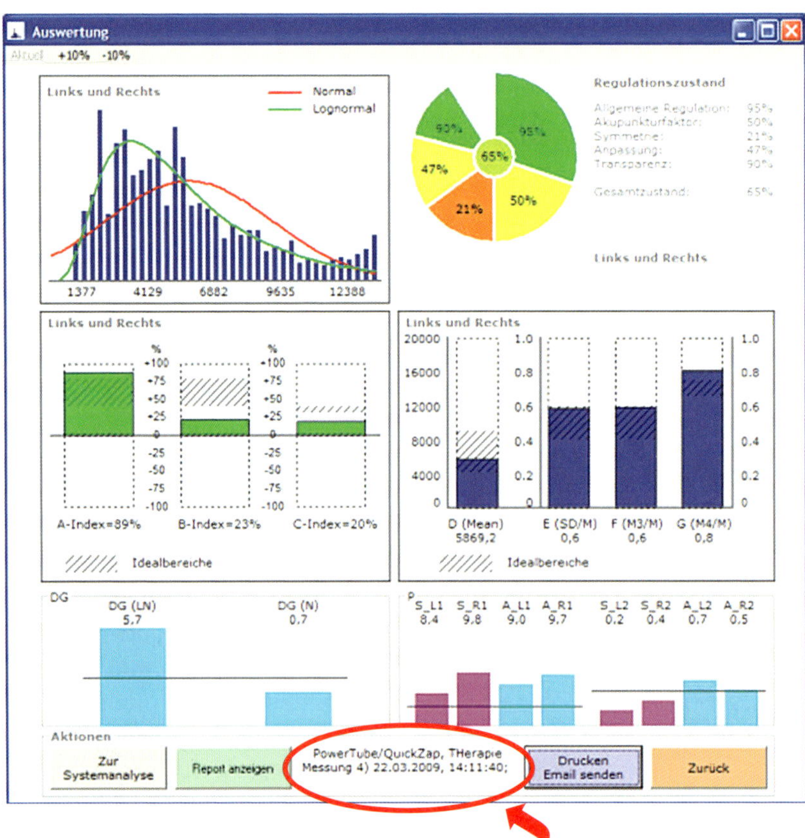

Das Diagramm oben zeigt die Ergebnisse einer RDP-Messung. Ein Patient wurde in einem Zeitraum von zwei Stunden vor und nach der Anwendung der PowerTube untersucht.

Die wesentlichen Ergebnisse:

Vor der PowerTube-Behandlung		Nach der PowerTube-Behandlung (siehe Diagramm S. 102)
Allgemeine Regulation	63 %	95 %
Energie (Blauer Index D)	3.600	5.869

Nach der Behandlung zeigte sich, dass der Patient stark entgiftete. Manche Werte verschlechterten sich zuerst durch die Mobilisierung von Toxinen. Ca. 1,7 Stunden nach der Behandlung verbesserten sich die wichtigsten Werte, und der Patient fühlte sich „pudelwohl".

Optimierung der Zellspannung

Der Mensch ist so gesund wie seine Zellen. Hier ist wichtig, dass die Zelle mit allen lebensnotwendigen Vitalstoffen gut versorgt ist. Auch die Zellmembran muss intakt sein. Dafür werden hauptsächlich gute Fette (gesättigte und ungesättigte) benötigt.

Von größter Bedeutung sind die Mitochondrien innerhalb der Zelle. Sie werden auch „Energiekraftwerke der Zelle" genannt. Die „Energiewährung" ist ATP (Adenosintriphosphat). Je höher der Energiebedarf einer Zelle, desto mehr Mitochondrien sind in ihr enthalten. Eine Herzmuskelzelle verfügt über 20.000 Mitochondrien.

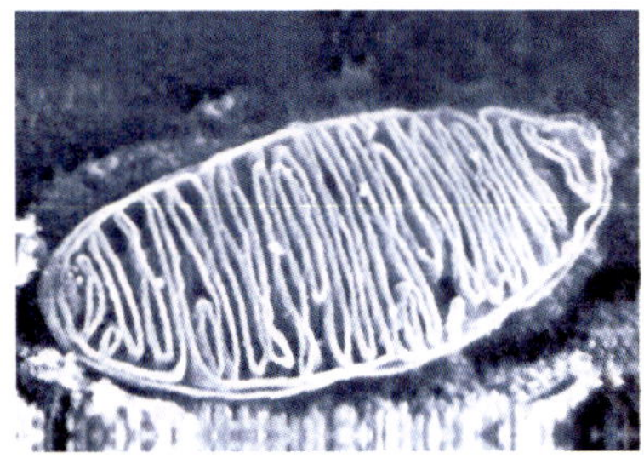

„Mitochondrien entscheiden über Leben und Tod einer Zelle, über Wirksamkeit des Immunsystems, die Organfunktion und die Gesundheitsstabilität", schreibt der Arzt Dr. Bodo Kuklinski, der mehrere Bücher zu dieser Thematik veröffentlicht hat.

Damit unsere Mitochondrien gesund bleiben, brauchen sie für die Funktion eine Fülle von essentiellen Vitalstoffen.

Dazu gehören:

- Vitamine: C, E, D3 und viele B-Vitamine
- Mineralien, die Magnesium, Zink, Selen, Mangan, Kupfer, Chrom enthalten
- Fette: Phospholipide, DHA
- Eiweiß: u.a. L-Carnitin für die Fettverbrennung

Der Vitalstoff PQQ, der von Ernährungsexperten zu den B-Vitaminen gezählt wird, kann wieder neue Mitochondrien nachwachsen lassen. Wichtig für die Funktion der Mitochondrien ist, dass wir Giftstoffe meiden und immer wieder Entgiftungskuren machen. Auch hier ist die PowerTube eine enorme Hilfe.

Das kann die Funktion der Mitochondrien massiv beeinträchtigen:

- Antibiotika
- Schmerzmittel
- Geopathische Störzonen
- Extremer Leistungssport
- Nitratreiche Nahrungsmittel
- Psychischer und physischer Stress
- Impfungen, rezidivierende Infekte
- Schweres Trauma der Halswirbelsäule
- Infektionen mit Viren, Bakterien, Parasiten
- Körperliche Überlastung und emotionaler Stress
- Kohlenhydratreiche Ernährung, Mangel- oder Fehlernährung
- Chemische Medikamente (Beta-Blocker, Statine, orale Antidiabetika, Antiarrhythmika, Protonenpumpenhemmer, Bluthochdruckmedikamente etc.)
- Toxische Metalle (Blei, Quecksilber, Cadmium, Aluminium, Platin etc.)
- Pestizide, Insektizide (halogenierte Kohlenwasserstoffe, Glyphosat etc.)
- Elektrosmog, Handys und Mobilfunk-Strahlung (insbesondere schnurlose Telefone und WLAN)
- Alkohol, Nikotin und viele weitere Toxine

Quelle: Voll Fertig! Bin ich nur müde oder schon krank? / Dr. med. Klaus Erpenbach

Die Tatsache, dass unser Körper pro Tag ca. 70 kg (kein Druckfehler) ATP produziert, zeigt, wie wichtig die Energiekraftwerke in den Zellen sind. Dr. med. Heinrich Kremer weist in seinen Veröffentlichungen immer wieder darauf hin, dass die Energie aus der ATP-Produktion nicht einfach nur eine Wärmeenergie ist. Sie dient gleichzeitig als Informationsenergie, die Steuerungsfunktion besitzt. Mitochondrien sind Lichtquantenorgane, die Photonen senden und empfangen.

Neben den Mitochondrien spielen auch die Zellmembranen eine wichtige Rolle. Sind sie intakt und verfügen über eine ausreichend hohe Zellspannung, kommen viele Giftstoffe erst gar nicht in das Innere der Zelle. Für den Aufbau der Zellmembranen werden vor allem gute Fette benötigt. Dazu gehören Phospholipide, die im Sonnenblumenlecithin oder im Krillöl enthalten sind. Auch die Omega-3-Fettsäure DHA wird für gesunde Zellmembranen und für die Myelinschicht benötigt.

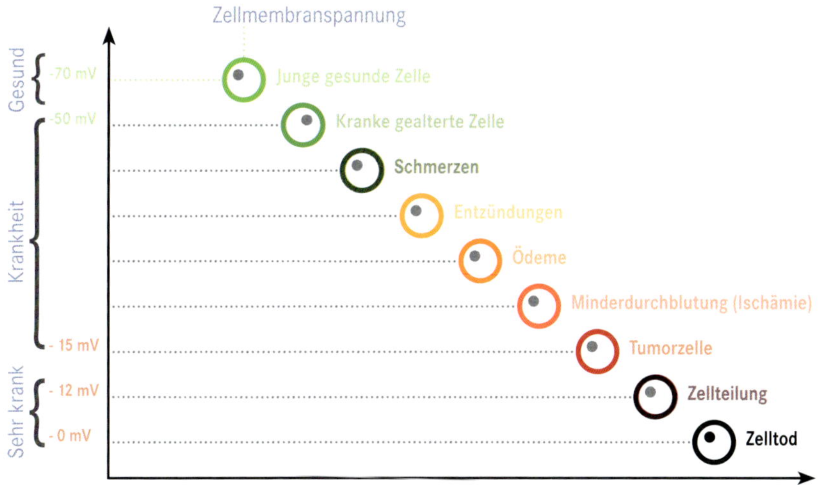

Zellmembranspannung und Gesundheit

Die mehrfach ungesättigten Fettsäuren bilden den elektrischen Gegenpol zum positiv geladenen Eiweiß im Zellkern. Schon Dr. Johanna Budwig hat darauf hingewiesen, dass die lebensnotwendigen, hoch ungesättigten Fettsäuren (hauptsächlich im Leinöl) ein derart starkes

Lebenselement für den Menschen sind, dass er ohne sie nicht leben kann. Sie helfen, eine gesunde Zellspannung aufrechtzuerhalten.

Eine gesunde, funktionierende Körperzelle weist eine Spannung von ca. -70 bis -90 Millivolt (mV) auf. Dieser Wert ist wesentlich für die Vitalität der Zelle. Nur so ist ein geregelter Zellstoffwechsel möglich. Bei schweren Krankheiten wie z. B. Krebs kann die Zellspannung auf lediglich -5 bis -15 mV herabsinken. Die Verminderung des elektrischen Membranpotentials kann eine Ursache für die Entartung von Zellen sein.

Die vielen positiven Effekte der PowerTube lassen darauf schließen, dass damit auch die Zellspannung angehoben wird.

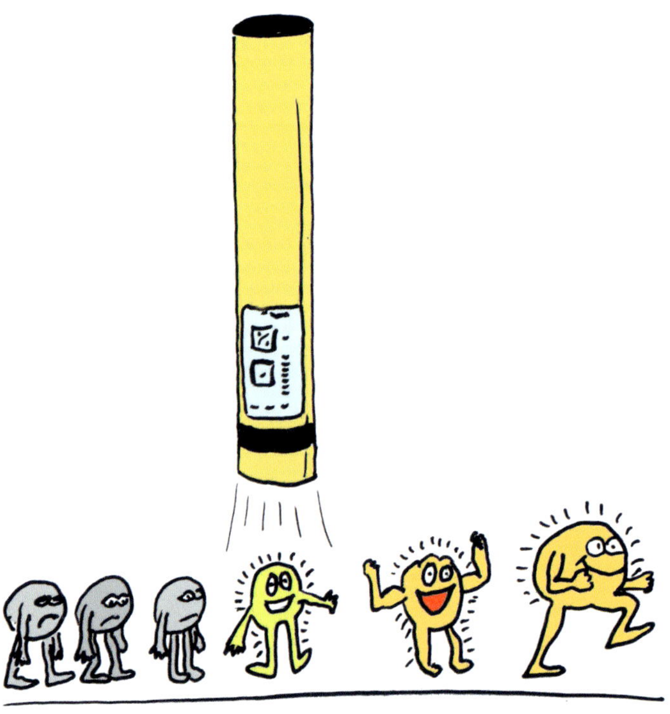

Wirkung der PowerTube auf Zellen bzw. auf die Zellspannung.

Anti-Aging durch Energiemedizin

Die meisten Menschen möchten alt werden und dabei vital und gesund bleiben. Anti-Aging ist ein gebräuchlicher, aber kein gut gewählter Begriff. Passender wäre Slow-Aging (Langsames Altern) oder Better-Aging (Besseres Altern).

Die Wissenschaft hat heute einige Alterungsfaktoren klar identifiziert: oxidative Schäden, Schäden an der DNA, Schäden an den Mitochondrien, chronische Entzündungen, Verzuckerung der Rezeptoren und funktionellen Eiweiße (Advanced Glycation End Products, kurz AGE). Hinzu kommen Schäden an den Zellen und Rezeptoren durch Transfettsäuren, Rückgang des Hormonspiegels, Mangel an essentiellen Vitalstoffen, neurologische Degeneration, Anfälligkeit für Krebs oder Herz-Kreislauf-Erkrankungen und Schwächung des Immunsystems. Auf etliche dieser Faktoren haben wir tatsächlich selbst Einfluss. Wir entscheiden, ob wir wenig Zucker essen. Wir können zwischen guten und oder schlechten Fetten wählen. Wir haben es in der Hand, mehr Obst, Gemüse und weniger oder kein Fast Food zu kaufen. Smoothies und Nahrungsergänzungen wie OPC, Vitamine, Magnesium und so weiter sind für gesundheitsbewusste Menschen ein Teil der selbst gewählten Lebensweise. Wir können autonom festlegen, ob wir zuhause ein Kabel nutzen, um im Internet zu surfen, oder eine WLAN-Verbindung.

Durch Entspannung, moderaten Sport und gute Ernährung können wir unser Herz-Kreislauf-System positiv beeinflussen. Knapp 60 Prozent aller Krebserkrankungen ließen sich durch gesunde Lebensweise verhindern. Eine ausreichende, vernünftige Zufuhr von Antioxidantien wirkt Schäden an den Zellen, den Mitochondrien und der DNA weitestgehend entgegen. Nach ausreichendem Schlaf kann unser Körper viel besser regenerieren, und so weiter und so fort.

In Indien hat man schon vor 5.000 Jahren gewusst, dass regelmäßige Entgiftung ein Schlüssel für gesundes Altern ist. Das wohlgemerkt zu einer Zeit, als es noch kaum Giftstoffe in der Umwelt gab.

Die Panchakarma-Kur ist im Ayurveda eine bekannte Methode zur Reinigung und Entgiftung des Körpers bis auf Zellebene.

Einen ähnlichen Effekt hat das traditionelle Heilfasten. Jeder, der es praktiziert, wird bestätigen können, dass man sich danach „wie neugeboren“ fühlt. Dr. Buchinger bezeichnete das Fasten als „Operation durch ein inneres Messer“. Der Körper entsorgt das, was er nicht braucht und was ihn krank macht. Wissenschaftler sprechen heute von „Autophagie“ (Selbstverdauung). Eine funktionierende Autophagie ist einer der wichtigsten Faktoren für gute Gesundheit und ein langes Leben. Stoffwechselrückstände behindern nicht nur notwendige Funktionen in den Zellen, sondern provozieren auch jede Menge Entzündungssignale. Intervallfasten ist heute eine beliebte und praktikable Methode, um Autophagie zu fördern. Man verzichtet bewusst für rund 12 bis 16 Stunden auf Kalorienzufuhr. Wenn man früh zu Abend isst oder spät frühstückt, ist das leicht umzusetzen.

Alte Hochkulturen in China oder Indien wussten auch, dass die Lebensenergie einen verjüngenden und regenerierenden Effekt hat. Dort praktizieren viele Menschen Yoga, Tai Chi oder die unterschiedlichsten Formen von Qi Gong. Eine Variante ist das Hui Chun Gong. Diese Methode ist auch als „Geheime Verjüngungsübung der Kaiser“ bekannt, sie hat ihren Ursprung in der mehr als 4.000 Jahre alten taoistischen Tradition der Inneren Alchemie. Ziel ist, die „drei Schätze“ des Menschen Jing (Sexualenergie), Qi (Lebensenergie) und Shen (geistige und verjüngende Energie) zu kultivieren.

Aus Sicht der Traditionellen Chinesischen Medizin sind die Nieren mehr als nur eine Kläranlage, nämlich der Sitz und Speicher der Lebensenergie. In den Nieren sitzt das Ursprungs-Qi. Wenn das Qi der Nieren komplett verbraucht ist, endet das Leben.

Ein Warnsymptom von geschwächten Nieren kann chronische Müdigkeit sein. Auf den Nieren sitzen die Nebennieren, und die haben tatsächlich einen großen Einfluss auf unser Energieniveau. Im Nebennierenmark werden die Stresshormone Noradrenalin und Adrenalin gebildet. In der Nebennierenrinde wird das verjüngende Hormon DHEA produziert, des Weiteren Aldosteron, das für die Regulierung des Wasserhaushaltes und des Blutdrucks zuständig ist. Auch das bekannte Stresshormon Cortisol wird durch die Neben-nierenrinde ausgeschüttet. Dauerhaft hohe Cortisolspiegel lassen unsere Zellen frühzeitig altern. Unser Körper baut auch Muskel-masse ab und Fettspeicher auf, wenn der Cortisonspiegel dauerhaft zu hoch ist. Auch lebensverkürzende Faktoren wie Bluthochdruck, Diabetes und ein schwaches Immunsystem werden durch Dauerstress und den damit verbundenen hohen Cortisolspiegel mit verursacht.

Ein dauerhaft hoher Adrenalinspiegel begünstigt ebenfalls die Entstehung vieler Krankheiten wie Krebs, Fibromyalgie, Schlafstörungen, Restless-Legs-Syndrom, ADHS, Angststörungen und Depressionen. Es macht also Sinn, Entspannungsübungen und moderaten Sport zu praktizieren, um Stresshormone gezielt abzubauen. Adaptogene wie Rhodiola rosea, Ginseng, Ashwagandha und der Heilpilz Cordyceps (Raupenpilz) helfen zusätzlich bei der Regeneration der Nebennieren.

HGH – das Jungbrunnenhormon

Wie bereits beschrieben, gehen Hormondefizite mit beschleunigter Alterung einher. In der Hypophyse, auch Hirnanhangdrüse genannt, wird das Hormon HGH gebildet. Die Abkürzung steht für „Human Growth Hormon“, auch unter Somatotropin oder „menschliches Wachstumshormon“ bekannt.

In der Jugend ist der Blutspiegel dieses Hormons besonders hoch. Es regt Muskelaufbau und Knochenwachstum an. Auch nach dem Abschluss des Wachstums bleibt HGH wichtig, denn es fördert Regenerationsprozesse.

„In den ersten Nachtstunden ist die Produktion und Ausschüttung von HGH am höchsten. Darum zählt der Schlaf vor Mitternacht doppelt“, schreibt der bekannte Naturarzt Dr. med. Michael Spitzbart. Er nennt auch die Gegenspieler von HGH: das Stresshormon Cortisol,

Zucker, Kohlenhydrate und einen damit verbundenen hohen Insulinspiegel sowie Alkohol.

In unserem heutigen modernen Leben sind wir ständig Stressfaktoren ausgesetzt: Lärm, familiäre Probleme, finanzielle Sorgen, Mobilfunkstrahlung, höhere Belastung an vielen Arbeitsplätzen durch Personalabbau und weiteres mehr. Hier gilt es trotzdem, regelmäßige Auszeiten zu nehmen und leichtes körperliches Ausdauertraining, Entspannungsübungen und Meditation zu praktizieren.

Yoga ist in solchen Fällen zweifelsohne sehr wirkungsvoll, denn es hat fordernde und entspannende Elemente. Umkehrhaltungen wie die Kerze regen die Tätigkeit der Drüsen an bzw. regulieren diese.

Auch die Wirkung von Qi Gong und Tai Chi sollte man nicht unterschätzen. Dort gibt es etliche effektive Übungen zur Verjüngung und zum Erhalt der Lebenskraft. Eine bekannte Übung ist die „Stehende Säule“. Untersuchungen in chinesischen Kliniken, in denen traditionelle taoistische Methoden mit wesentlicher Medizin kombiniert werden, haben gezeigt, dass nur 15 bis 20 Minuten des Praktizierens der stehenden Säule die körpereigene Produktion des verjüngenden Hormons HGH um 200 bis 300 Prozent erhöhen kann.

Offensichtlich hat auch der Gebrauch der PowerTube Wirkungen, die uns länger jung halten. Der Erfinder selbst ist dafür ganz offensichtlich ein gutes Beispiel. Aber auch einige Anwender berichten über regenerierende Effekte.

Frau Gisela S. aus Weisel etwa schreibt bezüglich der verjüngenden Wirkung der PowerTube: *„Ich benutze die PowerTube Gold seit einem Jahr jeden Tag. Meine Erfahrung: Ich habe noch mehr Energie. Wenn ich viel gearbeitet habe im Haus und Außenbereich, verwende ich anschließend das Gerät, und es geht mir direkt wieder gut.*

Den Tinnitus und den Hörsturz habe ich besser im Griff. Ich verwende die PowerTube vom Halswirbel bis zum Lendenwirbel, auch für die Venen und bei Gallenbeschwerden. Es ist mein Zauberstab, und missen wollte ich ihn nicht mehr! Ich glaube auch, dass er mich fit und jünger hält. Ich bin 77 Jahre und fühle mich besser als mit 50 Jahren.“

Sehr beeindruckend sind auch die Erfahrungen von Ulrike L. aus Wanderup. Sie berichtet:
„Sehr hilfreich ist das Gerät bei der Makuladegeneration, wo ich punktförmig um das Auge arbeite. Danach erlebe ich eine Entkrampfung der rechten Gesichtshälfte, wobei ich auch die beiden Kiefergelenke behandle. Allgemein fällt meiner Umwelt auf, dass ich jünger aussehe. Ich bin 79 Jahre alt und Masseurin im Ruhestand seit 2013. Da war ich 73 Jahre alt, hatte bis dahin zwei Schilddrüsenoperationen, eine Uterusoperation, Bluthochdruck, Diabetes Typ II und Makuladegeneration. Nun lebe ich im Altersheim und hatte lange mit meinen gesundheitlichen Problemen zu tun. Eines Tages wurden mir mit einer Bestellung Unterlagen über die PowerTube geschickt. Das ganze Gedankengut von Herrn Frischknecht war mir sofort vertraut, und ich hatte das klare, eindeutige Gefühl, damit kannst du dir selber helfen. September 2018 hielt ich dann das „Goldstück“ in den Händen und war selig. Seitdem „blühe“ ich auf. Mein Wissen über die Akupunktur, Massageerfahrung, Osteopathie und Krankengymnastik kombiniere ich kreativ mit der PowerTube, und am Ende immer das Durchfluten. Meine Ärztin staunt, wie gut es mir geht und dass ich immer jünger werde.

Da es mir wieder so gut geht, war ich dazu bereit, nachmittags drei Patienten privat zu behandeln. Unser Pflegedienst im Haus hatte entdeckt, dass ich Masseurin bin und hat mich gefragt, ob ich nicht dem einen oder anderen bei seinen Verkrampfungen helfen könne. Und manchmal darf der eine oder andere nach meiner Massage in den Genuss einer PowerTube-Durchflutung kommen und kann wieder besser laufen. Es tut mir selber gut, mich um das Wohl meiner Mitbewohner zu kümmern, denn bei jeder liebevollen Behandlung bekomme ich Dankbarkeit und Vertrauen geschenkt. Und wenn ich selber durch meine Arbeit Verkrampfungen habe, wer hilft mir dann? DIE POWERTUBE GOLD!!!
Vielen Dank, Herr Frischknecht, für Ihre ‚himmlische Erfindung‘, wodurch wir zu eigenverantwortlichen Patienten werden können.“

Uta A. aus Bremen

Rolf Carson schreibt in seinem Buch „Zukunftschance Gesundheit“: *„Die PowerTube kann Energie in unsere Zellen bringen, denn sie hat nach Prof. Dr. Dr. Parlar einen Einfluss auf das Enzym Homoserin-Dehydrogenase, das am Aufbau der Aminosäuren Threonin und Methionin beteiligt ist. Es entsteht u.a. ATP.“* Sie erinnern sich, ATP = Adenosintriphosphat ist die Energiewährung in unserem Körper und gleichzeitig wichtiges Steuerungselement für regulatorische Prozesse.

Carson schreibt weiter: *„Nach den Studien steht fest: Die PowerTube hat eine biochemische Wirkung auf die Zellen, und es kommt durch ihre Anwendung zu einer Anhebung von Energie. Ein energetisierter Körper kann mit mehr Belastungen zurechtkommen als ein schwacher. Hat die Krankheit mehr Energie als das Immunsystem, beherrscht die Krankheit den Patienten. Bringt man es zustande, die Körperenergie über die Krankheitsenergien zu heben, treten Selbstheilungsvorgänge ein.“*

Die Studien an der Technischen Universität München haben noch zwei weitere Anti-Aging-Effekte durch die PowerTube gezeigt:

1.) Die Oxidation von Fetten wird reduziert.

2.) Es bilden sich größere Lipoproteine, welche kleinere, gefährliche LDL-Cholesterine aufnehmen und abtransportieren, so dass kein Schaden entsteht.

Altersforschern des *Albert Einstein College of Medicine* der *Yeshiva University New York* fiel vor einigen Jahrzehnten schon auf, dass Hundertjährige große Lipoproteine im Blut haben. Diese bewirken, dass sich Cholesterin nicht in den Blutgefäßen ablagern kann. Rolf Carson resümiert: *„Da durch die PowerTube das Cholesterinester-Transferprotein angereichert wird, ergeben sich wie bei den Hundertjährigen größere Lipoproteine. Das wäre gleichbedeutend dem Methusalem-Gen für Fitness im Alter.“*

Erfahrungen von Ärzten und Heilpraktikern mit der PowerTube

Es hat sich mittlerweile auch in Kreisen von Therapeuten herumgesprochen, dass die Behandlungen mit der PowerTube sehr effektiv sind. Gerade Naturärzte/innen und Heilpraktiker/innen schätzen die einfache, nebenwirkungsfreie, regulierende, entgiftende und harmonisierende Wirkung der PowerTube.

Einer dieser Ärzte ist Dr. med. Peter Laatsch. Bevor er die PowerTube kennen lernte, hat er in seiner Praxis überwiegend mit klassischer Akupunktur gearbeitet. Als er das erste Mal eine PowerTube in der Hand hielt, war im klar, dass man mit diesem Frequenztherapiegerät auch hervorragend Akupunkturpunkte behandeln kann. So kam er mehr und mehr von den Nadeln weg. Er konnte sein Wissen und seine Erfahrung von der klassischen Akupunktur auf die sanfte Behandlung mit dem Gerät übertragen. Darüber hat Dr. med. Laatsch auch ein Therapiehandbuch geschrieben, in dem er seine Arbeitsweise wie folgt erklärt:
„Organveränderungen und Erkrankungen gehen meist monatelange bis jahrelange energetische Störungen voraus. Diese Energieflussstörungen auf den Meridianen können Organsysteme nachteilig beeinflussen, wenn sie längerfristig bestehen. Es ist daher sinnvoll, auf der übergeordneten energetischen Ebene – also dem Meridiansystem – einzugreifen und dieses System zu harmonisieren. Diese Harmonisierung ist durch die Therapie mit der PowerTube und anschließendem Aufbringen der bion-pads auf bestimmte Akupunkturpunkte (Schaltpunkte) zu erreichen. Die Behandlung dieser Akupunkturpunkte ist eine hervorragende krankheitsvorbeugende Maßnahme, die außerdem körperliches Wohlbefinden und Leistungsfähigkeit fördert. Neben der Prävention können diese Punkte bei Erkrankungen als Zusatzmaßnahmen nebenwirkungsfrei angewandt werden. Hier leistet die PowerTube hervorragende Dienste und ermöglicht in Kombination mit den bion-pads eine schmerzfreie Stimulation der entsprechenden Energiebahnen. Diese beiden Therapien setze ich sowohl bei mir selbst als auch zum Wohl meiner Patienten mit bestem Erfolg seit Jahren regelmäßig ein.“

Zur Erklärung: bion-pads wurden von Prof. Dr. med. Hegal Vollert entwickelt. Es sind kleine, flexible Auflagen aus hautfreundlichem Silikon. Diese sind energetisiert mit Quarz (Silizium). Silizium ist ein hervorragender Informationsspeicher. Ohne Silizium könnte man auf einer CD keine Daten oder Musik speichern. Im Bereich der Energiemedizin gibt es viele Hersteller, die mit speziell behandeltem Quarzsand arbeiten. Bion-pads haben den Vorteil, dass man diese auf der Haut mit einem Pflaster oder einer Bandage fixieren kann. Erfahrungsgemäß helfen sie recht gut bei Schmerzen und Entzündungen. Sie sind, wie Dr. Laatsch schreibt, eine sinnvolle Ergänzung zur PowerTube – aber nicht unbedingt notwendig.

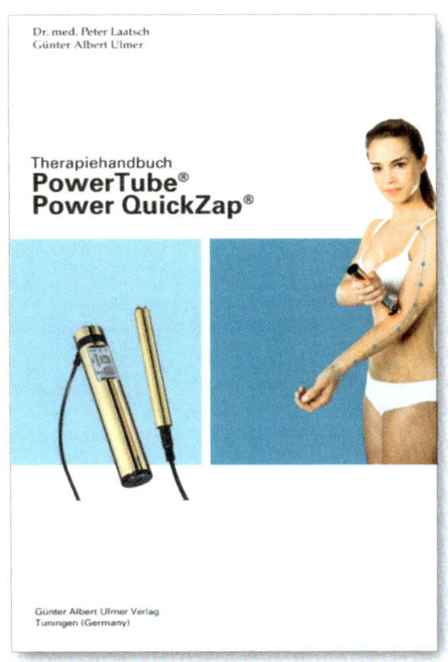

Das Buch von Dr. Laatsch ist primär für Therapeuten geeignet, die bereits mit Akupunktur Erfahrung haben und die Nadeln gegen die Behandlung mit der PowerTube ersetzen möchten. Gerade wenn man Kinder behandelt, ist es natürlich ein großer Vorteil. Wer lässt sich schon gerne stechen?

Der Heilpraktiker Uwe Karstädt ist durch seine Bücher „Die 7 Revolutionen der Medizin“ und „Entgiften statt Vergiften“ zum Bestsellerautor geworden.

In dem erstgenannten Buch geht er auch ausführlich auf die QuickZap-Technologie von Martin Frischknecht ein.

Zur Erklärung: QuickZap war das Vorläufermodell der PowerTube. Seit Mitte 2019 ist der QuickZap nicht mehr erhältlich, da die PowerTube zwei- bis dreimal effektiver wirkt.

Uwe Karstädt schreibt: „Ich empfehle, die PowerTube bei Entzündungen, bei Erschöpfung und Infektionen einzusetzen. Betrachtet man die Ursachen für Krankheiten, Nähr- und Sauerstoffmangel bzw. Entzündungen und Infektionen, so kann man ahnen, welche Revolution diese Erfindung auf dem Gebiet der Behandlung, Heilung und Vorbeugung von Krankheiten ist.

Die PowerTube ermöglicht eine nebenwirkungsfreie, kostengünstige, schnelle Behandlungsweise von Infektionen, die auf Zellebene, Nervenebene bis hin zur Ebene der DNS, also der ererbten Blaupause von Krankheitsinformationen der Vorfahren, wirkt.

Martin Frischknecht berichtete von herausragenden Ergebnissen bei der Behandlung von Infektionskrankheiten auf den Philippinen und in Mexiko. Tausende von Patienten, die mit dem Power QuickZap behandelt wurden, waren in kurzer Zeit von Malaria, Hepatitis A, B, C und schweren Darminfektionen geheilt. Auch Rheuma, Vereiterungen oder Pilzerkrankungen wie Zehennagel-, Fuß- und Scheidenpilz werden mit dem Power QuickZap außerordentlich erfolgreich behandelt.

Die Anwendung ist leicht zu handhaben und somit für den Laien in Eigenregie problemlos. Neben der erfolgreichen Behandlung gegen jede Form von Erregern weist der Power QuickZap noch eine zweite wichtige Komponente auf: Er erhöht die eigene Bioenergie. Schon nach einer kurzen Behandlungszeit verkürzt sich die Regenerationszeit des Patienten erheblich.

Um Ihnen eine konkrete Vorstellung von den Einsatzmöglichkeiten zu geben, seien hier einige Beispiele aus meiner Praxis aufgezählt:

Tonsilitis. Patientin (27) hat seit Jahren eine immer wiederkehrende Mandelentzündung. Sie wurde sonst immer mit Antibiotika behandelt. Sie ist nach 2 Tagen Behandlung mit dem Power QuickZap beschwerdefrei.

Cystitis. Patientin (74) erscheint mit akuter Blasenentzündung und hoher Blutsenkung. Nach 3 Tagen Behandlung sind alle Werte wieder normal.

Pfeiffersches Drüsenfieber. Sportstudent (22) kam nach ärztlicher Behandlung mit erhöhten Werten und Müdigkeit in die Praxis. Nach 12 Behandlungen mit dem Power QuickZap alle Werte normal, keine Müdigkeit mehr. Er trainiert wie vor der Erkrankung ohne Beschwerden.

Borreliose. Patientin (38) mit chronischer Borreliose leidet seit 1 ½ Jahren an daraus resultierenden Schlafstörungen und wiederkehrenden Entzündungen in den Gelenken. Nach täglicher Anwendung über 3 Monate keine Symptome mehr.

Zahninfektion. Patientin (74) mit Zahninfektion im Wurzelbereich rettet ihren Zahn durch die Anwendung des Power QuickZap vor der drohenden Extraktion.

Grippaler Infekt. Patient mit ersten Anzeichen eines grippalen Infekts, der in der Familie grassierte, bleibt durch zweimaliges Anwenden des Power QuickZap beschwerdefrei.

Herpes simplex. Patientin (34) mit chronischen Episoden von Stress-bedingtem Herpes simplex verhindert den Ausbruch durch sofortigen Einsatz des Power QuickZap bei den ersten Anzeichen von Fieberbläschen.

Asthma. Patient (50) mit Asthma hat nach zweimaliger Anwendung des Power QuickZap eine 80-prozentige Erleichterung seiner Beschwerden. Nach zwei Wochen beschwerdefrei.

Mittelohrentzündung. Junge (5) mit Mittelohrentzündung ist eine Stunde nach der Behandlung mit dem Power QuickZap schmerzfrei, nach einer weiteren Behandlung beschwerdefrei.

Es gibt viele weitere Beispiele aus meiner eigenen Praxis und von Kollegen, wo der Power QuickZap bei Entzündungen jeglicher Art erfolgreich, d. h. schmerzlindernd und entzündungshemmend, zum Einsatz kommt:

- Arthritis
- Bursitis
- Konjunktivitis
- Gingivitis
- Pharyngitis
- Bronchitis
- Colitis ulcerosa
- Divertikulitis
- Laryngitis

So weit die Ausführungen von Uwe Karstädt zu seinem Buch „Die 7 Revolutionen der Medizin".

Dr. med. Elena H. ist Fachärztin für Allgemeinmedizin. Sie setzt die PowerTube bei Stoffwechselerkrankungen, neurologischen Erkrankungen und bei Schmerzsyndromen des Bewegungsapparats ein. Neben einer Verbesserung der Schlafqualität kann sie folgende Erfahrungen berichten.

- Bei etwa 60 Prozent der Patienten konnte Schmerzlinderung erreicht werden.
- Bei etwa 40 Prozent Verbesserung der Parästhesien.
- Merkliche Stoffwechselverbesserung (Schilddrüsen und Blutwerte).

Etliche Therapeuten nutzen die PowerTube sowohl für Patienten als auch zur Verbesserung der eigenen Gesundheit.

Die Ärztin Dr. med. Uta J. aus Gräfelfing schreibt: *„Ich habe extra einen Apparat zum Verleihen, damit die Patienten eigene Erfahrungen sammeln können. Mein Mann und ich haben nur optimale Erfahrungen mit der PowerTube gemacht, so dass sie auch auf jede Reise mitgenommen wird, für uns und unser Umfeld. Allerdings ist es auch wichtig, seine Ernährungs- und Lebensgewohnheiten zu optimieren."*

Florian S., ebenfalls Facharzt für Allgemeinmedizin, berichtet: *„Die PowerTube hat einen spürbaren Entgiftungseffekt. Beginnende Infekte wie z. B. Halsschmerzen können zumeist im Keim erstickt werden. Nasennebenhöhlen wurden auch schon mal bei der ersten Behandlung frei."*

Christine B., eine Heilpraktikerin aus Bayern, fasst ihre Erfahrungen wie folgt zusammen:

- *Beginnender Schnupfen/Sinusitis wird noch am Tag der Behandlung in Richtung Gesundung umgekehrt.*
- *Lebensenergie fließt spürbar.*
- *Psychische Stabilität, vor allem nach regelmäßiger Anwendung.*
- *Es können viele Medikamente wegfallen, da sich alle Werte verbessern.*
- *Oftmals reicht die einmalige Anwendung bei Kindern.*

Angela M., eine Heilpraktikerin aus Bonn, zählt ihre Erfahrungen ebenfalls stichpunktartig auf.

Erfolge bei:

- *Schmerzbehandlung*
- *Stressbewältigung, Burn-Out*
- *Hautbeschwerden, Warzen*
- *Immunkraftsteigerung*
- *Antiparasitenbehandlung*
- *Entgiftung, unter anderem begleitend beim Fasten*

Das Gerät ist aus dem Alltag nicht wegzudenken!

Da die PowerTube auf vielen unterschiedlichen Ebenen wirkt (Entgiftung, Energetisierung, anti-entzündlich, regenerierend usw.) ist es nicht verwunderlich, dass gerade Therapeuten über eine Vielzahl unterschiedlicher Heilerfolge berichten. So auch die Heilpraktikerin Monika P. aus Potsdam:

Gute Erfolge konnte ich erzielen bei:

- *chronischen Nasennebenhöhlenbeschwerden*
- *neuralgischen Schmerzen (Zähne, Kiefergelenk)*
- *Gelenkschmerzen, Rückenschmerzen*
- *Magen-Darm-Beschwerden*
- *Menstruationsbeschwerden*
- *Kopfschmerzen*
- *vegetativen Beschwerden, zum Beispiel Unruhe, Schlafprobleme*
- *schneller Wundverschluss, bessere Narben*

Begleitend zur PowerTube setzt Monika P. u.a. noch Homöopathie, Akupunktur und Low-Level-Lasertherapie ein. Es ist durchaus auch sinnvoll, sich nicht nur auf eine Therapie zu beschränken, sondern mehrere bewährte Naturheilverfahren zu kombinieren.

Martin Frischknecht, der Erfinder der PowerTube, betont auf seinen Vorträgen immer wieder, dass sein Gerät alleine keine Wunder bewirkt. Die Aussicht auf Genesung ist wesentlich höher, wenn man zusätzlich seine Ernährung optimiert, gutes Wasser trinkt, ausreichend Bewegung hat, mit allen essentiellen (lebensnotwendigen) Vitaminen, Mineralstoffen und Spurenelementen versorgt ist, entsäuert und weiteres mehr.

Studien mit der PowerTube

Auf vorangegangenen Seiten wurden bereits die Studien von Prof. Dr. Dr. Parlar an der Technischen Universität München erwähnt. Hier kommen nun Studien im Ausland an die Reihe. Diese sind für den Hersteller natürlich um einiges preiswerter als Forschungen in Europa oder den USA, wo klinische Studien Unsummen kosten. Trotzdem gelten für offizielle Studien weltweit die gleichen Bedingungen: randomisiert und kontrolliert.

In Manila (Philippinen) wurde eine Studie mit 104 Patienten durchgeführt, die an Bluthochdruck litten. Therapiert wurde mit der PowerTube für 15 Minuten pro Tag über einen Zeitraum von vier Wochen. Es gab zwei Gruppen. Die eine Patientengruppe arbeitete nur mit dem Gerät, das zweite Kollektiv nahm zusätzlich zur PowerTube noch die gewohnten Medikamente.

In beiden Gruppen wurden bei ca. 90 Prozent der Patienten hervorragende Ergebnisse erzielt. Der systolische Blutdruck sank im Durchschnitt von 150 auf rund 125 – 130 mmHg. Interessanterweise hatte jene Gruppe, die ausschließlich mit der PowerTube behandelt wurde, sogar etwas bessere Ergebnisse. Von den 104 Patienten hatten 80 nach den vier Wochen einen Blutdruck im Normbereich.

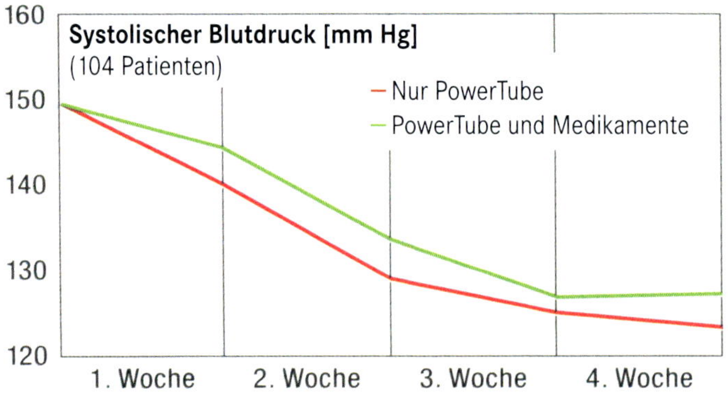

An der zweiten Studie in Manila nahmen 67 Diabetiker teil. Auch hier ein ähnliches Ergebnis. Der Blutzuckerwert konnte bei den meisten Patienten statistisch signifikant gesenkt werden. Bei jenen, die zusätzlich Schmerzen hatten, konnten auch diese deutlich reduziert werden. Für letztere Indikation ist die PowerTube auch als Medizinprodukt zugelassen.

In Russland kennt man ebenfalls die PowerTube. Martin Frischknecht berichtet in seinem Buch darüber: *„Ich bekam so die Gelegenheit, nach einem ersten Besuch in Moskau, später auch nach St. Petersburg zu reisen. Da hielt ich einen Vortrag vor den wichtigsten Gremien der russischen Föderation. Abgeordnete von Universitäten waren anwesend, wie auch Leute vom Roten Kreuz und der Armee. Der ehemalige Oberbefehlshaber der russischen Flotte, Herr Busov, war auch mit von der Partie. Wie ich weiß, geht sein Alter langsam gegen 90 zu, und er behauptet, dank der PowerTube wie neugeboren zu sein. Jedenfalls kenne ich ihn als kräftigen, strammen Menschen, dem man sein Alter nicht ansieht.*

Am Tag nach dem Vortrag fuhren wir in das Radiologische Institut St. Petersburg zu Besprechungen mit der Chefärztin. Es wurde beraten, was man kurzfristig mit der PowerTube praktisch testen könnte. Die Chefärztin erklärte sich bereit, eine Pilotuntersuchung mit Patienten mit Prostatakrebs zu unternehmen. Die Studie wurde kurzfristig durchgeführt und erzielte ausgezeichnete Resultate.“

Durchgeführt wurde die kleine Anwenderstudie im Jahr 2014 mit sechs Prostatakrebs-Patienten. Die Behandlung erfolgte für 7 Tage (leider zu kurz) mit der PowerTube Gold für 1 – 2-mal täglich 15 Minuten (leider auch zu kurz). Gemessen wurde der Wert des Prostata-spezifischen Antigens (PSA) vor und nach der einen Behandlungswoche.

Obwohl die Therapiezeit sehr begrenzt war, konnten bei allen Patienten die Werte gesenkt werden. Die Verbesserungen lagen zwischen 2,4 und 60,2 Prozent.

Die Charakteristik der Patienten und der Konzentrationsdynamik von PSA im Blutserum vor und nach der Anwendung des Gerätes PowerTube

				PSA [ng/ml]			
Lfd.-Nr.	Patient	Alter in Jahren	Behand-lungszahl	**vor** der Behandlung	**nach** der Behandlung	% vom Anfangswert	P
1	Patient V.	66	14	12,1	11,08	- 8,4	-,-
2	Patient L.	66	14	7,81	5,81	- 25,6	-,-
3	Patient S.	70	7	21,26	14,96	- 29,6	-,-
4	Patient O.	66	7	9,13	8,35	- 8,5	-,-
5	Patient M.	61	7	13,88	5,53	- 60,2	-,-
6	Patient P.	56	10	9,08	8,86	- 2,4	-,-
Gesamt		64,2	49	12,21	9,10	- 22,5	< 0,05

Der Studienleiter schrieb in seiner Zusammenfassung: *„Das Ergebnis der Pilotuntersuchung gibt den Anlass zu behaupten, dass die Anwendung des Gerätes PowerTube hemmend auf die bösartige Prostatatumorentwicklung einwirkt. Es wäre zweckmäßig, die Forschung zu der Antitumoreffektivität des Gerätes PowerTube im Rahmen der randomisierten placebokontrollierten Untersuchung fortzusetzen."*

Anwenderberichte

Ich besitze das Gerät seit November 2016, und es ist ein ständiger Begleiter in unserer Familie. Wir sind alle begeisterte PowerTube-Anhänger.

Mein Vater erwarb den ersten Typ des Gerätes QuickZap vor ca. 30 Jahren in der Schweiz persönlich bei Herrn M. Frischknecht. Seither sind die beiden Geräte immer im Einsatz, mit besten Erfolgen bei allen Familienmitgliedern. Egal ob Entzündungen jeglicher Art, Muskelverspannungen oder Erkältungskrankheiten und fiebrige Erkrankungen, diese sind schnell ausgeheilt, und der Krankheitsverlauf ist kurz. Auch die Darmkrebserkrankung meines Vaters vor 11 Jahren wurde gut überstanden. Wir möchten selbst im Urlaub nicht auf die Geräte verzichten.

Elisabeth W.-R. aus Kreuth

Bereits nach der ersten Anwendung am Morgen spüre ich, dass die PowerTube mir mehr Stärke und Power gibt, um den Tag gut zu schaffen. Am Abend verhilft mir das Gerät zu mehr Ruhe, oft schlafe ich danach direkt ein.

Bei Durchschlafschwierigkeiten hilft mir die PowerTube, wieder in den Schlaf zu kommen. Auch bei Unwohlsein und Schmerzen hilft sie wieder zu Gesundheit und Wohlbefinden. Der Ausbruch eines Herpes wird dank der PowerTube sehr schnell verhindert.

Ich benutze das Gerät erfolgreich auch bei Schwäche, Konzentrationsschwierigkeiten, Durchblutungsstörungen, Muskelschmerzen, Magenschmerzen sowie Darmstörungen. Die regelmäßige Anwendung führt zu mehr Wohlbefinden.

Maria V. aus Kaiserslautern

Unsere Erfahrungen mit der PowerTube sind sehr gut. Bei Erkältungen und grippalen Infekten fühlen wir uns schnell besser. Bei meinem Mann hat sich der PSA-Wert verbessert. Auch Zahnfleischentzündungen gehen zurück, Fieber und Gliederschmerzen verbessern sich, und Nasennebenhöhlen entleeren sich schnell, wenn sie verstopft sind.

Unsere Tochter hat ihre Schilddrüse mit zwei Knoten behandelt und zusätzlich zwei Paranüsse täglich gegessen. Nach vier Monaten waren die Knoten verschwunden – der Arzt war sehr erstaunt.

Ursula u. Hubert M. aus Zirndorf

Anfangs hatten wir Zweifel an der Wirkung der PowerTube, da wir sporadisch einzelne Sachen versuchten, aber keinen Erfolg merkten. Ich muss dazu sagen, dass der Einsatz des Gerätes aber nur gelegentlich erfolgte. Es gab auch Zeiten, wo wir die PowerTube gar nicht benutzt haben. Nach längerer Pause sahen wir uns die DVD zum Gerät erneut an, und ich sagte: Wir haben so ein tolles Gerät und nutzen es so wenig! Ich wollte Beweise für die Leistungsfähigkeit und ging mit dem Gerät zu unserer Heilpraktikerin, die mit mir eine Vorher-Nachher-Dunkelfeldmikroskopie machte. Das Ergebnis hätte deutlicher nicht sein können! Mein eher etwas träge fließendes Blut war klar, rote und weiße Blutkörperchen rege, es war einfach schön anzusehen.

Bei der Behandlung meiner Augen habe ich vor gut sieben Monaten meine Gleitsichtbrille, die ich mit ständig stärkeren Gläsern seit ca. 20 Jahren tragen muss, abgelegt. Ich unterstütze die Wiedererlangung meiner natürlichen Sehfähigkeit mit Oculi, den Augenübungen nach Norbekow und täglicher Anwendung mit der PowerTube. Ganz eindeutig habe ich festgestellt, dass die „Mücken“ auf den Augen verschwinden. Eine deutliche Beschleunigung des Heilungsprozesses konnte ich während eines grippalen Infektes feststellen. Bei täglicher Anwendung hat man die Erkältung schneller und leichter überwunden.

Mein Mann hat die PowerTube erfolgreich bei einer Prostatahypertrophie eingesetzt.

Wir danken Herrn Frischknecht für diese wunderbare Erfindung und werden das Gerät auch weiterhin gerne einsetzen. Auch haben wir das Gerät schon öfter Freunden und Bekannten empfohlen.

Ulrike L. aus Wanderup

Auf Grund meines Bandscheibenvorfalls in der Lendenwirbelsäule und der Halswirbelsäule traten Folgen auf wie Gelenkschmerzen und Arthrose. Ich habe sehr gute Erfahrungen mit der PowerTube gemacht, denn nach mehrmaliger Anwendung trat eine Besserung bzw. Schmerzlinderung ein.

Olaf K. aus Michendorf

Seit der regelmäßigen Anwendung verspüre ich ein besseres Befinden, ein frischeres Aussehen, bin nicht mehr so müde und habe mehr Energie. Auch bei hohem Blutdruck und Gelenkschmerzen wende ich die PowerTube an. Wenn ich die PowerTube an einem Tag vergessen habe, fehlt mir etwas. Die Behandlung entspannt sehr. Ich fühle mich frischer und kann gut einschlafen!

Monika B. aus Gifhorn

Ich nehme die PowerTube überall mit hin, sogar im Urlaub wende ich das Gerät an und beim Autofahren als Beifahrer. Ich bin überzeugt von der Wirkung, meine Blutwerte sind optimal geworden, und ich bin sehr zufrieden damit! Die regelmäßige Anwendung gibt mir mehr Energie.

Silvia B. aus Ernzen

Ich habe sehr gute Erfahrungen mit der PowerTube gemacht bei Kopfschmerzen, bereits nach einmaliger Behandlung. Ebenso bei chronischen Schmerzen wie Knie- und Rückenschmerzen und verspannter Muskulatur.

Annegret D. aus Stadtroda

Ich kann es schlecht in Worte fassen, aber ich bin mir sicher, es hat einen sehr guten positiven Einfluss auf den ganzen Körper und ist ein großer Beitrag, gesund zu bleiben.

Es ist auch ein wirksames Mittel, um Stress abzubauen, und ich schlafe auch oft während der dritten Stufe ein. Man fühlt sich danach besser, und ich werde meine PowerTube weiter benutzen.

Ute S. aus Mohlsdorf

Seit der regelmäßigen Anwendung der PowerTube haben sich die Wirkungen aller bisherigen Therapien deutlich verbessert. Der Körper reagiert sensibler und schneller auf Zusatztherapien. Meine Schlafqualität ist deutlich besser, und ich bin seit zwei Jahren infektfrei.

Gudrun G. aus Grabenstätt

Mein Befinden und mein Wohlergehen sind gut bis sehr gut. Ich verwende das Gerät drei- bis viermal in der Woche. Habe keine Grippe, keine Blutdruck- und Herzprobleme oder sonstige Beschwerden. Meine Haut ist sehr gut, seit ich die PowerTube anwende, keine Probleme mit Sonnenbrand usw.

Albrecht S. aus Illingen

Ich benutze das Gerät fast täglich, und bei Erkältungen benötige ich keine Medikamente. Ich verwende die PowerTube für die Augen und mein Allgemeinbefinden. Dieses Gerät ist für mich ein Glücksfall, ich habe sehr gute Erfahrungen damit gemacht!

Barbara D. aus Kirchheim

Ich habe sehr gute Erfahrungen mit dem Gerät gemacht, ein tolles Gerät, das ganzheitlich wirkt und auch andere Therapieformen unterstützt. Ich wende es im Zahn- und Kieferbereich an, zur Ausleitung und Entgiftung sowie bei Erkältung und Grippe.

Karen R. aus Neuenstein

Wenn ich durch Zugluft eine Nervenentzündung bekomme, behandle ich diese mit der PowerTube, und dann ist es am nächsten Tag weg. Bei einer beginnenden Nebenhöhlenentzündung habe ich sofort mit der Behandlung begonnen, und sie ist nicht ausgebrochen.

Sandra G. aus Kronberg

Ich leide unter Krampfadern mit dunkel gefärbtem Fuß und einem Darmproblem. Nach regelmäßigen Anwendungen ist der Fuß wieder hell, und ich habe so gut wie keine Beschwerden mehr. Das Darmproblem hat sich gravierend gebessert! Die behandelnde Ärztin war so begeistert von meiner Entwicklung, da eine Operation nicht mehr nötig war und es zwar nicht ganz weg ist, aber ich dennoch beschwerdefrei bin, dass sie für sich selbst sofort auch einen solchen „Zauberstab" kaufen wollte!

Im Übrigen habe ich mir im Winter auch die Erkältungen vom Leib gehalten mit dem Gerät. Allerdings muss ich sagen, dass es mir bei Migräne nicht helfen konnte.

Claudia H. aus Frankfurt

Ab und zu hatte ich leichte Schmerzen am linken Knie, welche ich behandelt habe. Mein Knie ist seither beschwerdefrei. Es fühlt sich gut an, und ich spüre die Energie immer besser fließen.

Um mich herum sind im vergangenen Winter viele Leute krank geworden mit Erkältungen, Grippe und chronischen Kopfschmerzen, aber ich blieb gesund.

Christel F. aus Barsinghausen

Durch die regelmäßige Nutzung der PowerTube merkt man eine große Erleichterung der Beschwerden, besonders im akuten Bereich. Man spürt ein schnelles körperliches Wohlbefinden und hat somit ein besseres inneres Gleichgewicht. Ich bin durch die Anwendungen wieder in die eigene gesunde Schwingung gekommen.

Monika T. aus Coburg

Ich leider unter Borreliose, es ist eine langwierige Erkrankung, aber mit den Behandlungen der PowerTube, homöopathischen Mitteln und dem Flor Essence-Tee wird es spürbar besser. Überall, wo es mir weh tut, setze ich das Gerät ein. Ich mache gute Erfahrungen mit der PowerTube, und mein Befinden ist seither spürbar besser.

Elisabeth W. aus Scheßlitz

Nach der regelmäßigen Anwendung merke ich, dass jeglicher Heilungsprozess schneller geht. Behandelt wird alles, was das Gerät hergibt. Die Durchflutung des Oberkörpers sorgt für eine bessere Atmung. Zahnfleischentzündungen und Gerstenkorn sind schneller weg, auch die Nasennebenhöhlenentzündung verschwindet schneller.

Martina S. aus Furtwangen

Durch die Anwendung der PowerTube ist man weniger müde, und akute Beschwerden werden schneller besser. Man hat eine höhere Belastbarkeit. Auch in meiner Praxis habe ich gute Resonanzen von meinen Patienten bei regelmäßiger Anwendung.

Gudrun G. aus Naumburg

Ich benutze die PowerTube regelmäßig zur Vorsorge und habe das Gefühl, dass mein Körper besser entschlackt und mehr Power hat. Ich habe sehr gute Erfahrungen mit dem Gerät gemacht und bin weniger infektanfällig!

Cornelia W. aus Amtzell

Ich verwende die PowerTube seit etwa 10 bis 15 Jahren zur Vorsorge bei Halsschmerzen, Problemen mit der Blase und dem Kiefer, bei Insektenstichen, Rückenschmerzen etc. Nach regelmäßiger Anwendung verspürt man jeweils eine deutliche Besserung bis zum Verschwinden der jeweiligen Symptome. Auf keinen Fall möchte ich die PowerTube missen! Ich benutze das Gerät nicht ständig, jedoch, wenn einmal eine körperliche Auffälligkeit da ist, setze ich sie ein und kann von den Symptomen ziemlich bald nichts mehr merken.

Gerlinde W. aus Münster

Seit dem Kauf 2016 setze ich meine PowerTube bei sämtlichen Beschwerden ein: Gelenkprobleme, Rückenschmerzen, schwere Beine, Erkältung, Hautprobleme, Magen-/Verdauungsprobleme, etc. Immer mit Erfolg! Man darf nur nicht gleich aufgeben. Ich wende es auch vorsorglich an, und es gehört zu meinem Alltag. Ein Gerät, das ich nicht mehr missen möchte.

Sigrun R. aus Mengen

Ich habe gute Erfahrungen mit bisher dauerhafter Wirkung bei der Behandlung von Zahnschmerzen gemacht. Auch bei der Behandlung meiner Arthrose im Knie gibt es eine Besserung. Die Schmerzen haben nachgelassen, aber noch keine Beseitigung.

Bernhard T. aus Königswusterhausen

Bei Zahnschmerzen bin ich oft bereits nach einer Anwendung schmerzfrei. Bei Schnupfen mit verstopfter Nase benötige ich mehrere Anwendungen, aber bereits nach der ersten Behandlung ist die Nasenatmung wieder möglich.

Vorbeugend gegen meine Herzrhythmusstörung behandle ich die Hauptschlagader links und rechts im Abstand von zwei bis vier Stunden und im akuten Fall direkt aufs Herz. Mein Eindruck ist, dass der Herzschlag sich schneller normalisiert, und der Verlauf ist gedämpfter.

Georg E. aus Berlin

Nach regelmäßiger Anwendung hat sich mein Zahnherd wesentlich verbessert. Dies wurde auch kinesiologisch getestet. Die PowerTube findet regelmäßig Verwendung bei bakteriellen oder parasitären Belastungen mit sehr gutem Erfolg. Das Gerät ist dauernd im Gebrauch, und die ganze Familie ist sehr zufrieden.

Katja V. aus Oberzent

Nach einer Wurzelbehandlung hatte ich eine Zyste am Zahnfleisch, welche ich behandelt habe. Diese ist nach regelmäßiger Anwendung deutlich zurückgegangen. Meinem Vater hat die Behandlung mit der PowerTube bei der Heilung seines Fersensporns geholfen.

Melanie H. aus Zwiesel

Gelenkbeschwerden jeder Art werden durch die Behandlung mit der PowerTube verbessert bzw. ganz geheilt. Ich selbst konnte durch die Behandlung meiner Daumengrundgelenksarthrose schmerzfrei werden. Ich setze das Gerät in meiner Praxis auch zur Entgiftung sowie bei Blasenentzündungen ein.

Hannelore K. aus Homburg

Ich verwende die PowerTube bei Kiefer- und Zahnschmerzen, Kopf- und Bauchschmerzen und allem Akuten. Nach der Anwendung waren die Beschwerden nicht vollständig weg, aber weniger stark als zuvor! Es ist ein gutes Gefühl, sich selbst helfen zu können, ohne auf einen medizinischen Termin angewiesen zu sein. Die Beschwerden lassen nach, der ganze Körper fühlt sich gestärkter und ausgeglichener an.

Lisa B. aus Frankfurt a. M.

Nach dem Aufwachen am Morgen mache ich eine Anwendung im Bett und fühle mich anschließend noch wacher. Bei einer Anwendung am Nachmittag ist es fast wie ein Ersatz für eine „Kaffee-Pause". Mein rechtes Kniegelenk und mein Hüftgelenk sind wieder freier beweglich.

Karin B. aus Hannover

Ich habe Beschwerden wie Gelenkschmerzen, Zerrungen, muskuläre Probleme, alle hauptsächlich durch Sport verursachte Beeinträchtigungen. Nach der Anwendung mit der PowerTube sind die Beschwerden sehr schnell behoben. Erstaunlich!

Roland W. aus Meckenbeuren

Mit der PowerTube Nach konnte ich nach einem Skiunfall mit Kreuzband-OP eine schnellere und bessere Bewegung herstellen und somit den Heilungsprozess stark beschleunigen. Auch nach körperlicher Arbeit wende ich das Gerät an, und die Bandscheibenschmerzen verschwinden. Verspannungen werden gelöst. Meine kleinen Finger schnappten im Gelenk. Nach einigen Anwendungen mit der PowerTube an den Händen hat sich alles wieder richtig geordnet. Ich nutze jede Gelegenheit, mit der PowerTube zu arbeiten, damit kleine Wehwehchen nicht zu größeren führen. Auch Freunde und Enkel werden behandelt.

Meine Frau, die im Altersheim lebt, hatte Wasser in den Beinen. Wir haben das Gerät dreimal in der Woche angewendet, und die Beine wurden wieder schlanker. Auch ihre Blase und ihren Darm behandeln wir. Auf Reisen ist die PowerTube ständig dabei.

Karl-Heinz H. aus Weißenfels

Ich hatte eine Schleimbeutelentzündung durch einen Sturz aufs Knie. Habe das Gerät mehrmals täglich angewendet, und die Entzündung war weg. Ich behandle das Knie immer mal wieder vorsorglich. Ich möchte die PowerTube nicht mehr missen, habe nur gute Erfolge damit. Ich wende es täglich zweimal an und fühle mich damit wohler. Behandelt werden Leiste, Hände und Füße, und es geht mir dabei gut. Ich benötige keine Medikamente und habe wieder mehr Lebensqualität. Bei einem Seminar im Januar 2018 in München von Herrn Frischknecht war der große Saal voll mit Menschen. Herr Frischknecht fragte die Leute, wer so ein Gerät besitzt, und sehr viele hatten eins. Ein jeder hatte so verschiedene Beschwerden. Die Leute waren begeistert, hatten tolle Erfolge, und keiner wollte das Gerät wieder hergeben.

Elsa D. aus Geretsried

Ich setze die PowerTube bei Schmerzen an Wirbelsäule und Gelenken ein. Auch bei Entzündungen und Herpes habe ich gute und sehr gute Erfahrungen mit den Anwendungen gemacht. Ich habe es schon oft an Bekannte zu diesen Zwecken ausgeliehen.

Marlene H. aus Kürten

Nach einer Operation am Handgelenk leide ich unter Schmerzen. Ein halbes Jahr Physiotherapie hat kaum etwas gebracht. Nach vier Wochen Behandlung mit der PowerTube merkte ich eine deutliche Besserung!

Peter H. aus Mainz

Ich wende sie regelmäßig zur Schwermetallausleitung und Entgiftung an. Nachweislich hat sich meine Schwermetallbelastung durch das Gerät reduziert. Die PowerTube Gold ist für mich ein Segen! Ich habe den Erfinder M. Frischknecht auf einem seiner Seminare kennengelernt und bin sehr überzeugt von ihm und seinen Produkten.

Doris B. aus Bocholt

Ich hatte durch meine Borreliose Schmerzen in den Zehen und Fingern, die durch die regelmäßige Anwendung der PowerTube verschwunden sind! Ich fühle mich nach einer Anwendung wieder energievoll und belebt. Auch bei Ischias-Schmerzen habe ich die

Erfahrung gemacht, dass diese nach der Anwendung schnell besser wurden, somit verwende ich die PowerTube auch zur Vorsorge.

Sabine E. aus Fridingen

Ich habe sehr gute Erfahrungen mit dem Gerät gemacht. Bereits nach einem kurzen Anwendungszeitraum ist mein PSA-Wert von 504 auf 33,3 gesunken. Mein Blutdruck hat sich normalisiert, und die Metastasen sind zurückgegangen.

Hans-Peter R. aus München

Ich leide unter Borreliose, Rücken- und Knieschmerzen. Durch die regelmäßige Anwendung habe ich gute Erfahrungen gemacht. Die Schmerzen haben sich deutlich reduziert. Die Anwendung muss allerdings mehrmals täglich sein.

Alexandra K. aus Aulendorf

Ich wende die PowerTube bei meinen vier Hunden an, und einer davon hat einen Tag später Spulwürmer im Kot gehabt, obwohl ich vor vier Wochen mit Tabletten entwurmt habe – super!

Auch ich habe sehr gute Erfahrungen mit dem Gerät gemacht. Fühle mich immer besser und benötige nach der Anwendung weniger Schlaf.

Sonja S. aus Baldham

Mit Hilfe der PowerTube habe ich eine sehr starke und langanhaltende Bronchitis auch im späteren chronischen Zustand in den Griff bekommen. Auch gelegentlich auftretende Zahnschmerzen, Entzündungen der Zahnwurzel und sonstige Schmerzzustände gehören mit Hilfe der PowerTube immer sehr schnell wieder der Vergangenheit an.

Annette R. aus Wertheim

Ich litt an Darmkrebs, Fibromyalgie und diversen weiteren Problemen. Mein Ziel war, noch vor der angesetzten Darm-OP im Oktober 2017 den 6 cm großen Tumor und die Metastasen in der Hüfte zum Verschwinden zu bringen. Die Ärzte hielten mich für verrückt.

Ich befolgte viele Therapieansätze gleichzeitig (Vitamin-C-Infusionen, Ozontherapie, basische Ernährung, Pilzextrakte, Salvestrole, Flor Essence, Q10 u.w.m.), um nicht nur „auf einem Bein zu stehen". So kann man natürlich nicht genau sagen, was davon wirksam war. Die Chemo und die Bestrahlung waren es definitiv nicht, sondern das Gesamtpaket der nicht-konservativen Heilmethoden.

Es wurde bei der Kontrolle nur noch eine 1 cm große Narbe festgestellt. Jedoch war ich psychisch zu schwach, um meine Rebellion gegen die OP durchzuziehen. Laut schulmedizinischer Richtlinien geht man nach der ersten Diagnose, d. h. es wurde der komplette Enddarm und ein Stück des Dickdarms entfernt, was ich heute noch bereue.

Durch die regelmäßige Nutzung der PowerTube konnte ich jetzt eine erhebliche Verbesserung feststellen. Der Schmerz ist zwar noch vorhanden, aber nicht mehr so belastend in meiner Bewegungsfreiheit.

Karl Heinz S. aus Berlin

Gegen die weitere 6-monatige Chemo nach der OP habe ich mich gewehrt. Nach Rückverlegung des Stomas (künstlicher Darmausgang) habe ich speziell den Bauch (innere und äußere Narben) mit der PowerTube behandelt sowie den gesamten Körper jeden Tag geflutet. Meine Energie kam verhältnismäßig schnell zurück, und Unterleibsschmerzen konnte ich mildern. Übrigens auch beim pathologischen Befund nach der OP konnten weder Krebszellen noch Metastasen im Gewebe festgestellt werden. Ich wende das Gerät nach wie vor an, jedoch kann es mir den fehlenden Enddarm mit dessen wichtigen Funktionen nicht zurückgeben. Aber meine Lebensqualität insgesamt, ob es den Kopf, die Psyche oder meinen malträtierten Bewegungsapparat betrifft, kann ich definitiv damit steigern.

Im Dezember 2017, also ca. vier Wochen vor der OP, war ich noch auf einer Sportreise (Schiff + Bike) in Kroatien unterwegs. Anfang des Jahres bemerkte ich vor allem beim Sport einen massiven Leistungsabfall – noch bevor ich aufgrund der starken analen Blutungen endlich zum Arzt ging. Bei Ausdauersportarten wie Laufen oder

Cycling kämpfte ich regelmäßig mit Übelkeit und Atemnot und bei den Geräten musste ich die Gewichte reduzieren. Ich dachte, das wären Folgen von evtl. Übertraining. Nach der ca. 3-monatigen Phase von Chemo + Bestrahlung war meine Abwehr völlig im Keller. 15 Kilo wog ich weniger, und ich litt unter einer Gürtelrose, gegen die ich 14 Tage lang in der Klinik behandelt wurde.

Drei Wochen vor dieser Reise begann ich mit den PowerTube-Behandlungen. Auch während der Reise auf dem Schiff behandelte ich jeden Morgen, und ich fühlte mich auf einmal gesund. Ich bin sechs Tage lang jede Mountainbike-Tour über die kroatischen Inseln mitgefahren und fühlte mich fit und voller Energie. Das war natürlich, weil der Tumor sich verzogen hatte.

Auch in der Zeit, während ich den künstlichen Darmausgang hatte, und 2018 nach der Rückverlegung behandelte ich mich mit der PowerTube speziell zur Entgiftung der Leber und Nieren und bekämpfte erfolgreich eine wieder aufflammende Gürtelrose ohne Schulmedizin. Ich bin absolut überzeugt von diesem Gerät!

Barbara G. aus München

Egal wo wir die PowerTube angewendet haben, sie hat uns stets gut geholfen, unsere Beschwerden zu verbessern. Das Gerät begleitet uns stets auf unseren Reisen. Wir möchten sie nicht mehr missen. Wir benutzen die PowerTube bei verschiedenen Beschwerden wie Asthma und Atembeschwerden, Schmerzen jeglicher Art, Insektenstichen, Erkältung und Halsschmerzen, Schnupfen, Schnittwunden, Ischias und Pickel.

Gertrud B. aus Oberstenfeld

Meine Rückenschmerzen und Muskelverspannungen werden nach der Anwendung weniger. Aufkommender Fußpilz oder eine Mandelentzündung hat milderen Krankheitsverlauf. Leichte Zahnschmerzen sind bereits nach zwei Anwendungen weg. Besserung des Immunsystems und geringere Infektanfälligkeit.

Monique Z. aus Mannheim

Wegen meiner Borreliose wende ich die PowerTube regelmäßig an. Die Borrelien sind zurückgegangen. Mein Allgemeinzustand hat sich gebessert, ich habe mehr Energie. Bei akuten Beschwerden gingen durch die Lokalanwendung auch die Schmerzen zurück.

Maria N. aus Böhmfeld

Ich habe meine Rückenschmerzen mit der PowerTube behandelt und spüre eine Lockerung im Lendenwirbelsäulen-Bereich. Das Gerät habe ich auch schon bei Halsschmerzen, Grippe und Zahnschmerzen angewendet und damit positive Erfahrungen gemacht.

Ellen T. aus Lohmen

Ich habe mir das Gerät wegen einem Ösophagus-Karzinom gekauft. Nach der regelmäßigen Anwendung merke ich im Magen und im Speiseröhrenbereich mehr Wohlbefinden. Meine Untersuchungsergebnisse sind alle top! Ich glaube daran, dass die Behandlung mit der PowerTube mir hilft, den Krebs nicht wiederkehren zu lassen.

Albert W. aus Kümmersbruck

Nach einem Sturz auf der Rolltreppe hatte ich mir eine tiefe Wunde über der Oberlippe zugezogen. Ich behandelte sie sofort, so dass die Wunde sich schnell schloss! Sie ist heute nicht mehr sichtbar. Meine Zyste am Zahn habe ich auch behandelt, und sie musste so weit nicht operativ entfernt werden.

Martina M. aus München

Wenn ich meinen Lippenherpes rechtzeitig behandle, ist er schnell beseitigt. Bei Behandlung von entzündlichen Pickeln merkt man einen schnellen Rückgang. Der Blutfluss wird angeregt bei Krampfadern.

Rita W. aus Friedrichshafen

Meine Frau und ich nutzen die PowerTube regelmäßig. Seit ca. acht Wochen habe ich eine schmerzhafte Nervenentzündung im Ellenbogen. Laut meinem Orthopäden helfen hier keine Medikamente, sondern nur Ruhe und evtl. irgendwann eine Operation.

Ich leide an Multipler Sklerose. Mein ganzer Körper versteifte immer mehr, die Muskeln verhärteten, bildeten sich zurück, so dass ich jetzt nicht mehr alleine stehen und auch nicht gehen kann.

Über den Heilpraktiker habe ich die PowerTube kennengelernt. Immer wenn er mich damit behandelt hat, merkte ich an diesem Tag Veränderungen in meinem Körper. Erst schlechter, dann besser. Mein Zustand verschlechterte sich aber immer mehr, so dass ich mir ein eigenes Gerät zulegte.

In der Nacht und am Morgen, wenn die Schmerzen unerträglich waren, konnte ich mich mit der PowerTube behandeln. Heute ist mein Körper wesentlich lockerer, es bilden sich sogar wieder Muskeln. Ich wende das Gerät täglich für zwei Stunden an. Jetzt kann ich mich in der Wohnung mit Hilfe eines Rollators fortbewegen, somit bin ich auch seelisch viel besser drauf.

Ich habe mir einige Hilfsmittel für die Beweglichkeit meines Körpers zugelegt, doch die PowerTube ist die beste Anschaffung, die ich gemacht habe!

Dagmar F. aus Raugsdorf

Ich kam aus dem Urlaub mit Grippe zurück und wollte sehen, ob die PowerTube funktioniert. Es war sehr gut, nach zwei Tagen war ich fast beschwerdefrei. In den ersten Wochen habe ich täglich therapiert, inzwischen nur nach Bedarf. Ich bin froh, die PowerTube zu besitzen.

Ich habe dann das Gerät meinem Sohn nach Dänemark mitgebracht und bei Ihnen eine neue PowerTube bestellt. Mein Enkel in Dänemark macht eine Ausbildung am Konservatorium, er benutzt sie, um seine Stimmbänder zu heilen!

Ich habe die PowerTube auch einer Nachbarin geliehen, sie ist an MS erkrankt und stark gehbehindert. Sie berichtete mir, dass sie ohne Hilfe ihres Mannes morgens es alleine ins Badezimmer geschafft hat – bereits nach einer Woche Behandlung.

Inge S. aus Tönisvorst

Meine Mutter hatte seit Jahren eine OP-Narbe am Bauch, die sich immer wieder stark entzündete und nässte. Seit der regelmäßigen Anwendung der PowerTube Gold ist die Narbe trocken und auch nicht mehr entzündet. Ich kann die PowerTube nur empfehlen! Auch bei Bauch- oder Zahnschmerzen ist sie eine große Hilfe. Die Anwendung ist einfach, aber effektiv!

Ilse Z. aus Kaisheim

Ich leide seit Herbst 2018 an einem Grünen Star. Generell kann ich wenig über die Wirkung der PowerTube sagen, da diese sich bei mir nicht eindeutig zuordnen lässt. Jedoch hat sich der Augendruck verbessert, nachdem ich drei Monate Oculi genommen und parallel dazu die Augenpunkte mit der PowerTube behandelt hatte. Das mache ich weiterhin.

Für mich ist der Kauf der PowerTube eine Anschaffung fürs Leben, hauptsächlich zur Vorsorge und Prävention. Hervorheben möchte ich die Betreuung des Quintessence-Teams, welches mir immer wieder hilfreich zur Seite steht, wenn ich Fragen zur Anwendung habe. Das weiß ich sehr zu schätzen. DANKE!

Simone K. aus Mannheim

Anmerkungen der Autoren:

Zu den Erfahrungsberichten sind noch einige wichtige Punkte zu ergänzen. Im Volksmund sagt man: „Steter Tropfen höhlt den Stein." Wenn Beschwerden plötzlich auftreten – wie Insektenstiche, blaue Flecken (Hämatom) oder akute Schmerzen – ist es gut möglich, dass die Symptome mit Hilfe der PowerTube schnell wieder verschwinden. Besteht allerdings eine Krankheit seit vielen Jahren, ist Geduld und vor allem die mehrmals tägliche Anwendung des Gerätes wichtig.

Eine weitere Grundregel besagt: Je älter und je kränker Sie sind, desto vorsichtiger sollten Sie anfangs therapieren (wegen der Entgiftung). Bei jeder Erkrankung macht es Sinn, andere bewährte Therapien begleitend durchzuführen. Einige Anwender berichten, dass sie erfolgreich ihre Rückenschmerzen mit der PowerTube behandelt haben. Wir raten hier allerdings, die Körperstruktur immer mitzubehandeln. Das können Krankengymnastik, Osteopathie oder Übungen nach Liebscher-Bracht sein.

Bei schweren Erkrankungen wie Krebs, MS, Borreliose, Parkinson etc. sind Begleitmaßnahmen wie Ernährungsumstellung, Vitalstoffe, Entsäuerung, weitere Entgiftungsstrategien, Kräutertherapie, Stressabbau etc. unumgänglich. Hier muss man auch mindestens ein bis zwei Stunden pro Tag mit der PowerTube arbeiten. Man kann ja nebenher lesen oder etwas anderes tun. Aus Australien ist ein Fall bekannt, wo ein Krebspatient sich täglich acht Stunden behandelte – mit Erfolg!

In der Bedienungsanleitung gibt es nur zwei Kontraindikationen: Schwangerschaft und Herzschrittmacher. Der erste Punkt ist klar. Man sollte in der Schwangerschaft keine entgiftenden Maßnahmen durchführen. Intelligenter ist es, vor der Schwangerschaft gründlich zu entgiften.

Die Angabe des Herzschrittmachers ist eher da, um den Hersteller zu schützen. Es gibt viele Erfahrungen, wo Träger eines Herzschrittmachers auf eigene Verantwortung gute Erfahrungen mit der PowerTube gemacht haben.

Implantate, egal aus welchem Material, sind kein Problem. Durch die symmetrische, hochfrequente Wechselspannung der PowerTube-Technik entsteht kein Ionenfluss, also kein galvanischer Prozess, der einen Metalltransport im Körper verursachen kann.

Die PowerTube gibt es in den beiden Varianten Silber und Gold. Beide sind gleich gut! In beiden Varianten ist die gleiche Technik verbaut. Da Gold als Rohstoff um einiges teurer ist als Silber, lässt sich der Preisunterschied erklären. Wenn Sie Gold lieben, dann kaufen Sie die Goldvariante. Wenn Sie ein Silber-Typ sind, Silberschmuck tragen etc., dann werden Sie sich vermutlich für die preiswertere Variante entscheiden. Generell ist es eine gute Entscheidung, sich eine Tube zuzulegen.

Selbst Finanzexperten, die sich mit Aktien, Immobilien und sonstigen Sachwerten gut auskennen, betonen immer wieder: „Die beste Kaufentscheidung ist die Investition in die eigene Gesundheit."

An dieser Stelle möchten wir uns noch bei der Firma Quintessence Naturprodukte bedanken. Sie hat die Erfahrungsberichte zur Verfügung gestellt (mit dem Einverständnis der Anwender zur Veröffentlichung der Berichte). Bei Quintessence werden Sie auch gut beraten, wenn es um den Kauf einer PowerTube geht. Die Mitarbeiter dort haben größtenteils selbst jahrelange Erfahrung im Anwenden der Tube. Sie bekommen eine DVD und ein ausführliches Handbuch mit vielen Anwendungstipps dazu.

Die Adresse:
Quintessence Naturprodukte
Wolfegger Str. 6
88267 Vogt
Tel.: 07529 / 973 730
www.natuerlich-quintessence.de

Den Fokus auf Gesundheit legen

„Es gibt tausend Krankheiten, aber nur eine Gesundheit“, schrieb der deutsche Journalist Carl Ludwig Börne (1786 – 1837). Heute, rund 200 Jahre später, kennt die moderne Medizin mehr als 30.000 Krankheiten. Ein Medizinstudent beschäftigt sich in den 12 Semestern an der Universität primär mit Pathologie (wörtlich: Lehre von den Leiden). In den sechs Jahren seines Medizinstudiums lernt der angehende Arzt fast nichts über die überaus wichtige Frage: „Wie entsteht Gesundheit?“

Das Wort Krankheit ist abgeleitet von mittelhochdeutsch *kranc*. Das steht für: schwach, kraftlos, hinfällig, geschwächt und so weiter. Wenn wir gesund werden oder bleiben möchten, sollten wir wissen, was uns schwächt, und noch viel wichtiger: was uns stärkt! Womit wir wieder beim Thema Lebenskraft sind.

Je mehr die Zusammenhänge zwischen Lebenskraft und Gesundheit verstanden werden, desto mehr wird sich die Energiemedizin innerhalb der Schulmedizin etablieren. Gesundheit ist mehr als die Abwesenheit von Krankheit.

Gesundheit bedeutet unter anderem:

- Alle Zellen funktionieren gut.
- Der Organismus hat die Fähigkeit, sich jederzeit zu regulieren.
- Die Zellen sind mit allem versorgt, was sie benötigen.
- Die Zellen kommunizieren untereinander.
- Die Zellen produzieren in den Mitochondrien genügend Energie.
- Die Zellspannung liegt zwischen -70 und -90 Millivolt.
- Die Energie im Körper kann frei fließen, es liegen keine Energieblockaden vor.
- Die Entgiftung funktioniert gut.
- Das Immunsystem ist intakt.

Der israelisch-amerikanische Medizinsoziologe Aaron Antonovsky (1923 –1994) prägte den Ausdruck „Salutogenese“ (lateinisch salus = Gesundheit, griechisch genesis = Entstehung). Der gegensätzliche Begriff ist die Pathogenese, also die Lehre von der Krankheitsentstehung. Ganz offensichtlich sind wir inmitten einer Zeitenwende.

Immer mehr Menschen legen ihren Fokus auf Gesundheit. Sie treiben Sport, ernähren sich gesund, trinken Smoothies oder frisch gepresste Säfte, praktizieren Yoga oder andere Energieübungen, gehen in die Natur, und so weiter und so fort. Glücklicherweise beginnt auch die Wissenschaft, mehr und mehr den Bereich der Gesundheitsvorsorge zu erforschen. Allein in den vergangenen zehn Jahren wurden über 10.000 Studien veröffentlicht, welche die Bedeutung der Darmflora für unsere Gesundheit erforschen. Mehr und mehr Studien gibt es auch über Pflanzenheilkunde, Fasten, Vitamine, Mineralstoffe, Spurenelemente, Lichttherapie etc.

Wir beobachten jedoch auch, dass naturheilkundliche Methoden zurzeit besonders stark in Misskredit gebracht werden, allen voran die Homöopathie. Offensichtlich schwimmt der Pharmaindustrie ein Teil ihrer Felle davon.

Wenn Sie im Internet viele der hier im Buch beschriebenen Personen und Methoden nachrecherchieren, stoßen Sie unweigerlich auf die Website www.psiram.com. Diese Internetplattform, welche sich rein optisch an Wikipedia anlehnt, widmet sich laut Selbstdarstellung dem Verbraucherschutz. Tatsächlich ist es ein Internetpranger, der in erster Linie die gesamte Naturheilkunde diffamiert. Weit über 3.000 Personen, Unternehmen und Institutionen, die sich für Alternativmedizin einsetzen, werden auf dieser Plattform in einer Weise dargestellt, die in den meisten Fällen den Straftatbestand der üblen Nachrede und Verleumdung erfüllt. Seit Sommer 2011 ermittelt die deutsche Justiz strafrechtlich gegen Unbekannt.

Wer genau auf Psiram schreibt, weiß man nicht. Die Macher der Seite agieren aus der Anonymität. Gesetzlich ist vorgeschrieben, dass im Impressum einer Website immer eine Firma oder Person stehen muss. Bei Psiram ist das nicht der Fall. Die Server der dubiosen Website werden von Panama aus betrieben. Wenn man die Einträge auf dieser Diffamierungswebsite liest, keimt früher oder später der Verdacht auf, dass die Macher der Seite monatlich einen dicken Scheck von der Pharma-Industrielobby bekommen. Offensichtliches Ziel: Jeder Ansatz für alternative Medizin soll im Keim erstickt werden.

Die Rufschädigung schreckt auch nicht vor guten, renommierten Ärzten und Wissenschaftlern zurück. Darunter sind bekannte Namen wie Prof. Dietrich Grönemeyer, Prof. Jörg Spitz (Vitamin-D-Experte), Prof. F. A. Popp (Biophotonenforscher), Dr. Deepak Chopra (Arzt und Bestsellerautor), Dr. Mercola (der bekannteste Arzt in den USA), Dr. Grossart-Marticek, Prof. Hartmund Heine, Dr. med. Dietrich Klinghardt (in den USA mehrfach als bester Arzt des Landes ausgezeichnet), Dr. med. Joachim Mutter (Umweltmediziner), Dr. med. Johannes F. Coy (Autor des Buches „Die Anti-Krebs-Ernährung“), Dr. med. Bodo Kuklinski (Mitochondrienmedizin), Dr. Johanna Budwig, Dr. med. G. Irmey (Gesellschaft für biologische Krebsabwehr e.V.), Dr. med. Friedrich Douwes (Experte für naturheilkundliche Krebsbehandlungen), Prof. Nicolai Worm (Ernährungswissenschaftler), Prof. Gerald Hüther (Neurobiologe) und viele andere mehr. Deren Heilmethoden bekommen allesamt den Stempel „pseudowissenschaftlich“ aufgedrückt.

Selbst 36 deutsche Hochschulen stehen in der Kritik, weil sie sich mit „pseudowissenschaftlichen“ Lehr- und Forschungsinhalten wie Phytotherapie (Pflanzenheilkunde), Traditioneller Chinesischer Medizin (TCM), Homöopathie, anthroposophischer Medizin etc. beschäftigen.

In der Naturheilkunde gilt ein diffamierender Eintrag auf Psiram mittlerweile als Ritterschlag oder Qualitätssiegel. Wer dort kritisiert wird, tut offensichtlich Gutes, hat Heilerfolge vorzuweisen und wird zu einer ernstzunehmenden Gefahr für das Geschäft mit Pharmazeutika.

Quo vadis, Medizin?

In welche Richtung wird sich die Medizin wohl in den kommenden Jahren bewegen? Wir sind davon überzeugt, dass sie ihren Horizont erweitern wird. Den Organismus nur auf der körperlichen Ebene zu behandeln wird man früher oder später als Kunstfehler betrachten. Für die Notfallmedizin mag es ausreichend sein, nach den Regeln der heutigen Schulmedizin zu therapieren.

Wirkliche Heilkunst geht über die biochemische Ebene hinaus. Sie bezieht die Biophysik und die Seele des Menschen mit ein. Ob man dies dann Energie-, Informations-, Schwingungs- oder Quantenmedizin nennt, ist nebensächlich. Schwingungsmedizin hört sich nach Esoterik an, Quantenmedizin klingt eher nach dem Stand der aktuellen Wissenschaft. An dieser Stelle sei nochmals daran erinnert, dass das, was uns als Materie erscheint, nur zu 0,2 Prozent aus Masse und zu 99,8 Prozent aus Energie besteht. Wie kann man da die Wirkung von Energiemedizin als vernunftbegabter Mensch überhaupt anzweifeln?

In diesem Zusammenhang möchten wir nochmals darauf hinweisen, dass der Italiener Prof. Dr. Carlo Rubbia 1984 den Nobelpreis für den experimentellen Nachweis erhielt, dass die Struktur der Materie durch übergeordnete energetische Wechselwirkungsquanten gesteuert wird. Mit anderen Worten: Unser Körper ist verbunden mit einem Hochgeschwindigkeits-Kommunikationsnetzwerk, das u.a. auf Elektrizität, Magnetismus oder Licht reagiert. Die übergeordnete energetische Ebene hat zweifelsohne Effekte auf unseren physischen Körper. Das ist keine neue Erkenntnis: Die Traditionelle Chinesische Medizin kennt die energetische Ebene seit mehr als 3.000 Jahren. Deshalb hilft Akupunktur, und deshalb wirkt Energiemedizin!

Es spricht nichts dagegen, die Energiemedizin mit sinnvollen schulmedizinischen Therapieformen zu kombinieren. Das würde auch mit Sicherheit etliche Milliarden an Kostenersparnis im Gesundheitswesen bedeuten. Bis sich die breite Masse der Mediziner energetischen Therapieformen öffnet, gehen aber vermutlich noch einige Jahre ins Land. So lange sind Eigeninitiative und Eigenverantwortung gefragt. Nehmen Sie die Gesundheit in ihre eigene Hand! Ob Sie Yoga, Qi Gong, Tai Chi, Akupressur praktizieren oder sich viel in der Natur aufhalten, spielt keine allzu große Rolle. Sie sollten auf jeden Fall Freude haben an dem, was Sie tun.

Wir Autoren haben sehr gute Erfahrungen mit der PowerTube gemacht. Sie kostet weniger als eine Wellnesswoche im Hotel. Nichts gegen Wellness, aber der Effekt verpufft meist doch sehr schnell. Die Tube können Sie und ihre Familie über Jahrzehnte nutzen. Natürlich gibt es auch andere gute Geräte, die kosten allerdings meist wesentlich mehr.

Wir sind davon überzeugt, dass die Energiemedizin in den kommenden Jahren eine zunehmende Bedeutung gewinnen wird. Dieses Buch soll dazu einen Beitrag leisten.

Uns ist bewusst, dass wir im Rahmen des Buches nur einen Bruchteil der gegenwärtigen Methoden auf dem Gebiet der Energiemedizin vorstellen konnten. Ein umfassendes Kompendium hätte sicherlich mehr als tausend Seiten erfordert. Möge das Buch Sie dazu anregen, eigene Erfahrungen zu sammeln! Außerdem würde uns freuen, wenn Sie aus dem Ratgeber Nutzen und wertvolle Informationen ziehen könnten.

Dr. Dieter Gleich & Reiner Otto Schmid

Literaturverzeichnis

- James L. Oschman | *Energiemedizin – Konzepte und ihre wissenschaftliche Basis* / Elsevier GmbH, Urban & Fischer Verlag, München 2009
- Holger Hannemann | *Energiemedizin – Der Quantensprung zur Selbstheilung: Magnettherapie, Homöopathie, Akupunktur* / Ariston Verlag, Genf 1995
- Heike Schröder & Heiner Hambüchen | *Energie heilt! Neue Wege durch die Energiemedizin* / Books on Demand GmbH, Norderstedt 2008
- Dr. Raymond Royal Rife, Dr. Hulda Clark | *Frequenz-Therapie* / Jim Humble Verlag, Roermond, Niederlande 2019
- Gesellschaft für Galvanische Heilkunde e.V. | *Der elektrische Hausarzt von J. P. Moser 1904 – Grundlagen und praktische Erfahrungen des Naturheilverfahrens Galvanischer Feinstrom* / PH. C. W. Schmidt, Neustadt an der Aisch 2015
- Marco Bischof | *Tachyonen, Orgonenergie, Skalarwellen – Feinstoffliche Felder zwischen Mythos und Wissenschaft* / AT Verlag, Aarau, Schweiz 2004
- Hans-Peter Dürr | *Es gibt keine Materie! Revolutionäre Gedanken über Physik und Mystik* / Crotona Verlag GmbH & Co. KG, Amerang 2018
- Hans-Peter Dürr | *Physik und Transzendenz – Die großen Physiker unseres Jahrhunderts über ihre Begegnung mit dem Wunderbaren* / Droemersche Verlagsanstalt Th. Knaur Nachf., München 1990
- Günter Albert Ulmer | *Lebensenergie und Gesundheit – Neue Wege zu den Quellen des Lebens und zum seelischen und körperlichen Gleichgewicht* / Günter Albert Ulmer Verlag, Tuningen 1994
- Dr. med. Peter Laatsch, Günter Albert Ulmer | *Therapiehandbuch PowerTube, Power QuickZap* / Günter Albert Ulmer Verlag, Tuningen 2013

- Martin Frischknecht | *«Von der Vision zur Realität» – Ein Leben für die Frequenztherapie* / Alpenparlament, Forst BE, Schweiz 2015
- Christian Opitz | *Unbegrenzte Lebenskraft durch Tachyonen – Der neue Weg zu körperlicher Heilung und geistiger Entwicklung* / Hans-Nietsch-Verlag, Waldfeucht 1996
- Rolf Carson | *Zukunftschance Gesundheit* / Günter Albert Ulmer Verlag, Tuningen 2009

Zeitschriften

- Natur & Heilen | *Ganzheitlich heilen: Energetische Medizin – Medizin der Zukunft* / 3/2003
- Naturheilpraxis mit Naturmedizin | *Energetische Verfahren* / 8/2005
- Bio – Gesundheit für Körper, Geist und Seele | *Energietherapie – Neue Gerätemedizin hilft chronisch Kranken* / Nr. 1/2007

Quellenverzeichnis Bilder

www.123rf.com

www.stockadobe.com

www.shutterstock.com

https://commons.wikimedia.org/wiki/File:PSM_V37_D740_Rene_Descartes.jpg

https://commons.wikimedia.org/wiki/File:Franz_Friedrich_Anton_Mesmer_(_gim%C4%97_1734m._gegu%C5%BE%C4%97s_23d._-_mir%C4%97_1815m._kovo_5d.).jpg

https://de.wikipedia.org/wiki/Datei:Luigi_galvani.jpg

https://commons.wikimedia.org/wiki/File:Galvani-frogs-legs-electricity.jpg

https://commons.wikimedia.org/wiki/File:Tav4.jpg

https://commons.wikimedia.org/wiki/File:Christoph_Wilhelm_Hufeland._Stipple_engraving_by_J._G._Nordh_Wellcome_M0013754.jpg

https://de.m.wikipedia.org/wiki/Datei:Hufeland_1797.jpg

https://de.wikipedia.org/wiki/Datei:Hua_t08_a.jpg

https://www.mercurioenlaboca.org/comunidad/discussion/38/royal-raymond-rife-y-el-estudio-de-frecuencias-electromagneticas

https://experienciafreudiana.files.wordpress.com/2016/10/wilhelm-reich.jpg

https://de.wikipedia.org/wiki/Datei:Healing_Devices_(FDA_138)_(8224052279).jpg

https://www.google.de/search?hl=de&biw=1680&bih=890&tbm=isch&sa=1&ei=DXzKXYLVMIOqa_fsj4AO&q=Hulda+Clark&oq=Hulda+Clark&gs_l=img.3..0l3j0i30l3j0i5i30l3j0i8i30.87501.91068..91158...1.0..0.63.707.12......0....1..gws-wiz-img.......0i67j0i10i24.aXk41RxISOo&ved=0ahUKEwjCj6bbruTlAhUD1RoKHXf2A-AQ4dUDCAc&uact=5#imgrc=RLkZcGUVjdm0BM:

https://www.google.de/search?hl=de&biw=1680&bih=890&tbm=isch&sa=1&ei=snzKXYGUDozuaauxvTg&q=kopernikus+weltbild&oq=Kopernikus&gs_l=img.1.1.0l10.49081.57429..59887...6.0..0.68.1021.17......0....1..gws-wiz-img.....0..0i67j0i10i67j0i30j0i10i24j0i19j0i5i30i19j0i30i19.-r2-KmAN6As#imgdii=AYKHlZT8Yw5w5M:&imgrc=y6pJ6eCvU78wUM:

https://www.google.de/search?hl=de&biw=1680&bih=890&tbm=isch&sa=1&ei=snzKXYGUDozuaauxvTg&q=kopernikus+weltbild&oq=Kopernikus&gs_l=img.1.1.

ol10.49081.57429..59887...6.0..0.68.1021.17......0....1..gws-wiz-img.....0..0i67j0i10i67j0i30j0i10i24j0i19j0i5i30i19j0i30i19.-r2-KmAN6As#imgrc=ur9fDsEYP-caTM:

https://de.m.wikipedia.org/wiki/Datei:Z%C3%BCrcher_Veilchenmeister_Altarfl%C3%BCgel_c1505_Innenseite_Heilige.jpg

https://de.wikipedia.org/wiki/Datei:Giotto_-_Legend_of_St_Francis_-_-15-_-_Sermon_to_the_Birds.jpg

https://www.flickr.com/photos/144060333@N07/36285182905

https://de.wikipedia.org/wiki/Datei:Tesla_colorado_adjusted.jpg

https://commons.wikimedia.org/wiki/File:Electrotherapy_auto-conduction_cage.jpg

https://de.wikipedia.org/wiki/Datei:Oudin_coil_-_Treatment_by_the_effiuvation_method.jpg
https://www.flickr.com/photos/internetarchivebookimages/14593961259/in/photostream/

https://www.flickr.com/photos/internetarchivebookimages/14594048348/

https://en.wikipedia.org/wiki/File:Russian_electric_bath.jpg

https://www.flickr.com/photos/medicalmuseum/3379880623

https://www.flickr.com/photos/medicalmuseum/3379880887

https://commons.wikimedia.org/wiki/File:Magneto-electric_machine_Wellcome_M0012680.jpg

https://commons.wikimedia.org/wiki/File:Treatment_of_knee_with_Oudin_coil.jpg

https://commons.wikimedia.org/wiki/File:Julius_Althaus,_General_Faradisation,_1873_Wellcome_L0002393.jpg

https://www.flickr.com/photos/internetarchivebookimages/14757625726/

Weitere Gesundheitsbücher aus dem Verlag Via Nova

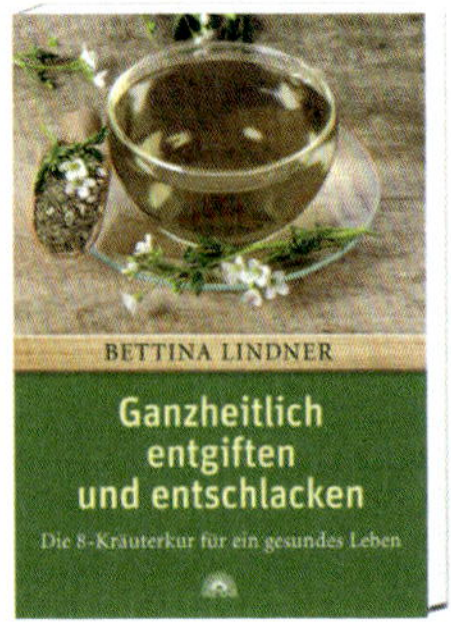

In diesem Buch von Bettina Lindner erfahren Sie, wie Entgiftung und Entschlackung einfach, sicher und preiswert funktionieren. Dadurch verbessern Sie Ihre Gesundheit auf natürliche Weise. Herzstück dieses Buches ist eine seit über 80 Jahren bewährte Mischung aus acht speziellen Kräutern.

Gesundheitsbewusste Menschen werden durch dieses Buch ebenso angesprochen wie Kranke, Ärzte und Heilpraktiker.

144 Seiten, 3. Aufl., ISBN 978-3-86616-219-8

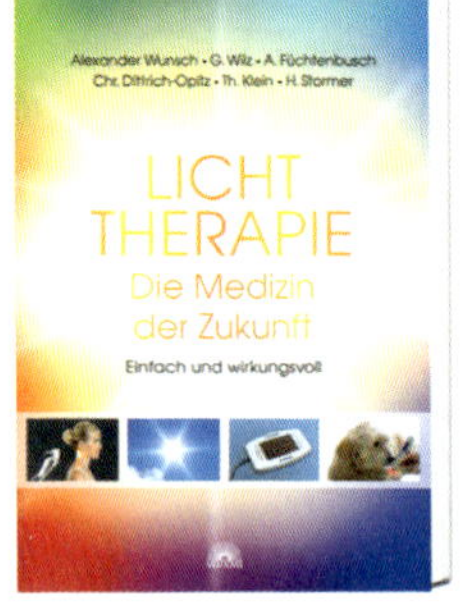

Die Heilkraft des Lichtes wird seit jeher von der Menschheit genutzt. Schon Hippokrates, der Urvater der Medizin, hat seinen Patienten Sonnenbäder empfohlen. Nahezu jede Krankheit bessert sich unter dem Einfluss von Licht. Dies liegt unter anderem auch an dem Sonnenvitamin D3.

Mit dem Nobelpreisträger Niels Finsen beginnt Ende des 19. Jahrhunderts die moderne Lichttherapie. Heute findet man in Naturheilpraxen und in der Schulmedizin eine Vielzahl von Lichttherapie-Geräten wie Laser, UV-Licht oder Infrarotstrahler. Das vorliegende Werk wurde von mehreren Autoren, unter ihnen Alexander Wunsch und Christian Dittrich-Opitz, geschrieben.

216 Seiten, ISBN 978-3-86616-371-3

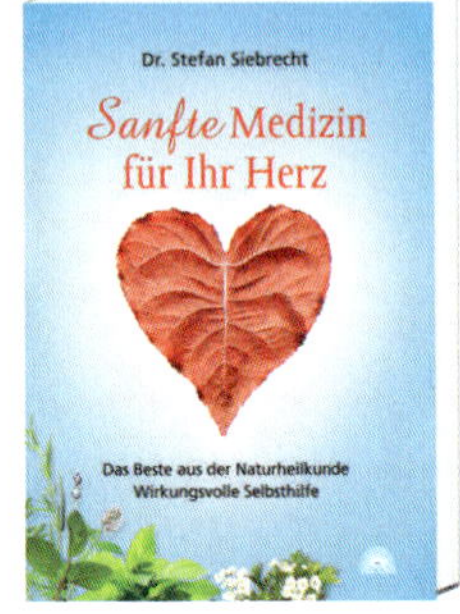

Dieser wertvolle Ratgeber von Dr. Stefan Siebrecht zeigt Ihnen, wie Sie Ihr Herz gesund erhalten. Er verbindet traditionelle Naturheilkunde mit dem neuesten Forschungsstand und erklärt kompetent und leicht verständlich ganzheitliche Verfahren in der Herztherapie.

Sie bekommen Tipps zur wirkungsvollen Selbsthilfe bei: Bluthochdruck, Arteriosklerose, Herzrhythmusstörungen, Venenleiden und Herzschwäche.

Ein wichtiger Ratgeber für Patienten, Therapeuten und Menschen, die gesund bleiben möchten.

200 Seiten, ISBN 978-3-86616-328-7